DE L'ACCOMMODATION

EN

OBSTÉTRIQUE

PAR

Le Dr J. MARTEL

CHEF DE CLINIQUE D'ACCOUCHEMENTS
LAURÉAT DE LA FACULTÉ

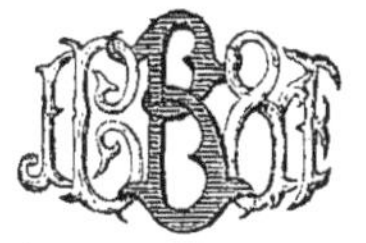

PARIS

LIBRAIRIE J.-B. BAILLIÈRE ET FILS
Rue Hautefeuille, 19, près le boulevard St-Germain

1878

DE L'ACCOMMODATION

EN

OBSTÉTRIQUE

PAR

Le Dr J. MARTEL

CHEF DE CLINIQUE D'ACCOUCHEMENTS

LAURÉAT DE LA FACULTÉ

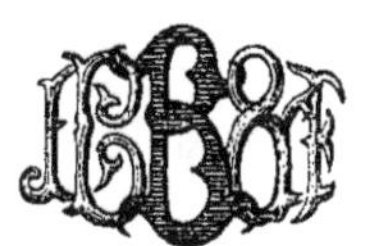

PARIS

LIBRAIRIE J.-B. BAILLIÈRE ET FILS

Rue Hautefeuille, 19, près le boulevard St-Germain

1878

INTRODUCTION

« Quand un corps solide est contenu dans un autre,
si le contenant est le siége d'alternatives de mouvement
et de repos, si les surfaces sont glissantes et peu anguleuses, le contenu tendra sans cesse à accommoder sa
forme et ses dimensions aux formes et à la capacité du
contenant. » Telle est la loi que le savant professeur
d'obstétrique de la Faculté a posée au sujet du mouvement de rotation dans l'excavation dans son article du
Dictionnaire encyclopédique des sciences médicales.
Et M. le professeur Pajot d'ajouter : « Cette loi est féconde en résultats dans tout ce qui touche aux phénomènes purement mécaniques de la vie en général et
des accouchements en particulier. Sont régis par cette
loi les présentations et les positions dans les bassins
normaux ou viciés et une multitude de mouvements
dans les opérations obstétricales. » Cette loi d'accommodation s'applique donc dans l'esprit de celui qui l'a formulée le premier aussi bien à l'attitude du fœtus dans
la cavité de la matrice, à ses présentations et positions

dans l'accouchement normal que dans l'accouchement dystocique, aussi bien aux phénomènes mécaniques de la parturition naturelle qu'aux mouvements exécutés artificiellement par l'accoucheur, lorsque la nature ne peut, par ses forces seules, terminer le travail de l'accouchement.

Etudier cette grande loi de l'accommodation qui est pour le professeur Pajot, comme pour nous, la base de l'accouchement normal et des manœuvres obstétricales, la développer même, si faire se peut, sera le but que nous tâcherons d'atteindre dans le cours de ce travail.

Jusqu'ici, le mot *accommodation* était employé en oculistique et, synonyme d'*adaptation*, avait pour objet d'exprimer l'idée suivante : « Faculté qu'a l'œil de percevoir des images nettes aux distances les plus variables, c'est-à-dire, depuis une distance moyenne de trois à quatre pouces jusqu'à l'horizon lui-même » (1).

L'application de ce mot à l'obstétrique est nouvelle ; c'est le professeur Pajot, qui, le premier, dans ses cours et son article du *Dictionnaire encyclopédique* en a fait usage en accouchements.

Qu'entendons-nous par accommodation en obstétrique ? C'est le rapport qui doit exister entre la forme et les dimensions du contenu et celles du contenant : entre le fœtus et la matrice pendant la gestation, entre le fœtus et le pelvis pendant la parturition. Cette adaptation, ce rapport peut s'établir naturellement, sans

---

1) Giraud-Teulon, *In Dict. encyc.*, t. I, p. 324.

aucune intervention de l'art, avant ou sous l'influence de la contraction utérine; on peut, au contraire, l'établir artificiellement par l'intervention obstétricale. D'où la division de notre sujet en deux grands chapitres :

1° Accommodation naturelle dans la gestation et la parturition normales;

2° Accommodation artificielle, soit au terme, soit avant le terme de la grossesse, dans les cas de dystocie maternelle ou fœtale.

DE L'ACCOMMODATION

EN

OBSTÉTRIQUE

CHAPITRE PREMIER

DE L'ACCOMMODATION NATURELLE

I. — Accommodation pendant la grossesse.

1º DE L'ACCOMMODATION DE L'UTÉRUS GRAVIDE DANS LA CAVITÉ ABDOMINALE

Avant d'étudier l'adaptation de l'utérus gravide dans la cavité abdominale, il nous paraît utile de chercher à connaître quelles peuvent être les causes de son mouvement d'ascension dans le grand bassin. Ces causes nous paraissent découler de l'accommodation de plus en plus difficile de la matrice dans l'excavation à mesure que cet organe augmente de volume.

L'utérus, dès le début de la conception, se trouve dans le petit bassin; il est là en contact avec la vessie en avant, le rectum en arrière et un peu à gauche. Comment va-t-il pouvoir monter dans la cavité abdominale contre toutes les lois de la pesanteur, qui l'attirent sur la partie la plus déclive, le plancher du bassin?

La grossesse va le faire augmenter de poids comme de volume; le poids du petit intestin, l'action du diaphragme, pendant l'inspiration, tout s'oppose à son mouvement

ascensionnel; et cependant il résiste, surmonte les difficultés en s'élevant au-dessus du détroit supérieur, triomphe
ensuite de la résistance de la paroi abdominale et finit
enfin par arriver jusque dans l'hypocondre du côté droit.

Ce développement, nous le comprenons facilement chez
les animaux. Chez eux, le bassin est situé sur un plan supérieur à celui de l'abdomen; dès que le bassin est devenu
trop petit pour la matrice, de plus en plus distendue par le
produit de la conception, cette matrice gravide plus pesante
repousse au-devant d'elle les organes mobiles qui se
trouvent dans le bassin : la courbure pelvienne du colon
chez la jûment, le cul de sac postérieur droit du rumen
chez la vache; elle s'avance et descend vers les parties
tout à fait inférieures de la cavité abdominale.

Mais chez la femme est-ce une force utérine propre qui
peut ainsi l'élever? Est-ce une force qu'il emprunte aux
organes voisins, qui peut ainsi faire mouvoir sa masse ?
Cette force, c'est la force d'accommodation, dans une cavité
restreinte, de plusieurs organes de forme et de capacité
différentes et variables, qui peuvent tous glisser plus ou
moins facilement les uns sur les autres à la suite d'une lubrifaction plus ou moins abondante. Ces glissements amè-
neront en définitive l'expulsion, hors de cette cavité, du
corps qui aura, dans cette cavité même, les attaches les
moins solides.

Examinons les rapports exacts de l'utérus avec les principaux organes contenus dans la cavité pelvienne.

Dans son *Traité d'anatomie médico-chirurgicale*, M. Richet s'exprime ainsi :

« Placé entre le rectum et la vessie, sur la ligne médiane,
mais cependant un peu incliné à droite, cet organe est
dirigé, non selon l'axe du détroit supérieur, ainsi que
le veulent les auteurs, mais, selon la courbe du canal
pelvien. Son fond, ou bord supérieur, est tourné en
haut et en avant lorsque la femme est debout, la vessie peu

distendue, et que les anses d'intestin grêle ne le dépriment pas outre mesure. Lorsque, au contraire, la vessie est remplie ou que la femme est horizontalement placée, le corps de la matrice se porte en arrière et s'appuie sur le rectum. Dans ces diverses situations, le col varie à peine de position et reste dirigé en arrière et en bas de telle sorte que le museau de tanche appuie sur la paroi postérieure du vagin, la lèvre antérieure dirigée en avant, la postérieure en arrière, occupant le cul-de-sac vaginal » (1).

Nous pouvons conclure que ces rapports influent sur les mouvements de la matrice, qui subit aussi une direction particulière, selon l'état de plénitude ou de vacuité des organes voisins. C'est le fond de la matrice qui jouit de la plus grande mobilité, tandis que le col bien plus étroitement attaché à la vessie et au vagin ne peut faire que des mouvements étroitement limités et prend des situations qui dépendent de la direction du corps de l'utérus. La réplétion de la vessie repousse la matrice en arrière, tandis que celle du rectum la refoule en avant. Ainsi ballotté d'avant en arrière, l'utérus subit encore l'influence de sa propre pesanteur qui, dans le décubitus dorsal, par exemple, le rapproche du plan postérieur beaucoup plus que dans la situation verticale.

L'utérus est donc mobile dans l'excavation pendant l'état de vacuité; mais cette mobilité ne s'étend qu'au corps et encore à condition qu'aucune cause pathologique ne vienne augmenter son volume ou le volume des organes voisins.

Mais si l'utérus se développe sous l'influence du produit de conception, les choses changeront tout à fait d'aspect. L'utérus augmenté peu à peu de volume tendra à occuper toute l'excavation pelvienne et à comprimer, par consé-

---

(1) Richet *Traité, prat. d'anat. méd. chirurg.* 1873, p. 568.

quent, la vessie en avant et le rectum en arrière. Ces deux
derniers organes tendront à réagir à mesure qu'ils se rem-
pliront; et si nous ne pouvons admettre que cette réaction
soit bien efficace lorsque l'organe sera très-pesant et développé, il nous semble, au contraire, que cette réaction
pourra se manifester par des effets, lorsque l'organe sera
encore petit comme pendant les deux ou trois premiers
mois de la grossesse. Cela est si vrai, qu'après l'accouchement, alors que l'utérus remonte jusqu'à l'ombilic, il peut
être mécaniquement refoulé bien plus haut par la rétention
d'urine qui arrive si souvent après la parturition. Il y aura
des alternatives de déplétion et de réplétion de la vessie et
du rectum, ce qui maintiendra peu à peu la matrice dans sa
nouvelle situation, au-dessus du détroit supérieur, situation
qui aura été amenée par le glissement des organes arrondis du pelvis les uns sur les autres, et de la matrice sur les
surfaces du détroit supérieur recouvertes d'une couche
musculaire épaisse.

Nous savons, et cela n'est plus nié par personne, que le
fond de l'utérus s'accroît à peu près seul pendant les premiers mois de la gestation; nous pensons, par conséquent,
que les organes creux du petit bassin, la vessie surtout
se remplissant et se vidant plusieurs fois par jour, pourront avec une facilité plus grande soulever la matrice par
la partie inférieure. Ceci est d'autant plus probable que le
bas-fond de la vessie pleine peut arriver jusqu'aux régions
voisines du vestibule, ce qui a permis de faire la taille ves-
tibulaire, tandis que le corps de l'utérus normal ne peut
jamais tomber aussi bas. Et cela est si vrai, que, lorsqu'un des organes voisins est très-développé par une
rétention habituelle et tenace, soit d'urine pour la vessie,
soit des fèces pour le rectum, ce glissement ne peut avoir
lieu, cette accommodation ne peut se faire parce que la pression, au lieu d'être latérale ou inférieure et par conséquent
au lieu de favoriser le glissement en haut, contraint ces

organes à boucher le détroit abdominal et la matrice à se placer en rétroversion. Il en est de même pour le promontoire qui s'avance trop en avant, ou des efforts subits qui, après avoir placé la matrice en rétroversion, font qu'elle se place en travers de l'excavation; dans cette situation, il se produira une rétention d'urine et de matières fécales qui constituera, à son tour, un obstacle à la progression supérieure de la matrice. Enlevez au contraire l'obstacle mécanique, videz la vessie, le rectum, et vous verrez, lorsque les organes pourront reprendre leurs rapports et leurs mouvements respectifs, la matrice glisser en haut, et cet accident de rétroversion cesser comme par enchantement.

Quant au col de la matrice et aux parties voisines du segment inférieur, elles sont si solidement maintenues aux organes voisins, à la vessie, au vagin, par des attaches étroites, qu'elles ne peuvent bouger; elles sont si peu volumineuses qu'elles ne gênent en rien le libre développement et le retrait du rectum et de la vessie, par conséquent elles ne changent pas de situation.

C'est, de plus, à ses rapports affectés pendant les deux ou trois premiers mois de gestation avec les organes qui subissent des alternatives de réplétion et de déplétion, que l'utérus doit de ne pouvoir s'abaisser, et le col de se trouver à peu près dans la même situation, malgré ce qu'en a pu dire Cazeaux, qui avait avancé que le segment inférieur s'abaisse dans le vagin. Cet abaissement tiendrait, d'après cet accoucheur, à deux causes : 1º à l'augmentation de volume et de poids de l'organe qui s'enfoncerait plus profondément dans le bassin en obéissant aux lois de la pesanteur ; 2º à la pression de la masse intestinale qui repose sur le fond élargi de l'utérus gravide. Celui-ci se placerait dans la concavité du sacrum, à droite, à cause de la présence du rectum à gauche. Le col serait par conséquent, à cette époque de la grossesse, dirigé en bas, en avant et à gauche.

Cette opinion n'est pas admise par la généralité des accoucheurs, et notamment par MM. Tarnier et Chantreuil, qui ont écrit dernièrement : « Les changements signalés par Cazeaux sont loin d'être constants chez un grand nombre de femmes; le fond de l'utérus, dès les premières semaines de la grossesse, dépasse le bord supérieur du pubis; le col ne subit ni abaissement ni déviation; l'organe n'éprouve aucun mouvement de bascule qui le porte dans la concavité du sacrum (1). »

N'oublions pas enfin l'influence de la respiration et des efforts musculaires qui élèvent et abaissent l'utérus alternativement. Pendant l'inspiration, en effet, la masse des viscères de l'abdomen est poussée en bas et presse sur l'utérus; pendant l'expiration, au contraire, sous l'influence de la pression atmosphérique, il se produit une tendance au rapprochement vers le centre du tronc; cette pression se fait beaucoup plus sentir sur les parties molles extérieures; le périnée et la vessie sont pressés de bas en haut et l'utérus remonte légèrement.

En résumé, au moment de la gestation, il y a des alternatives de lutte et de repos entre les viscères qui remplissent le pelvis. Si l'utérus, avant la gestation, pouvait, lors de la réplétion des organes voisins, subir toutes les positions possibles, il ne le peut plus lorsqu'il est développé.

Quand, pendant les deux ou trois premiers mois de la grossesse, l'utérus, le rectum et surtout la vessie sont pleins, ils tendent à se placer dans les meilleurs rapports vis-à-vis les uns des autres; c'est pour cela que l'organe mobile, dont les attaches aux organes voisins sont presque nulles, glisse et s'éloigne de plus en plus des autres organes de l'excavation. dont les attaches sont fixes. Il est refoulé en haut et en arrière quand la vessie est pleine, et quand la

---

(1) *Traité de l'art des acc.*, 1878, p. 185.

femme se trouve dans le décubitus dorsal; tandis qu'il est refoulé en haut mais en avant, alors que le rectum est plein et que la femme se trouve dans la station verticale. Ces mouvements d'élévation et d'abaissement sont encore produits, mais d'une façon bien amoindrie, par le jeu normal de la respiration.

Ce sont donc ces glissements, ces alternatives de mouvement et de repos, d'élévation et d'abaissement, sous l'influence de la plénitude ou de la déplétion des organes voisins, de l'attitude du corps et de la respiration, qui, par l'expulsion de l'utérus hors du petit bassin, amènent finalement l'accommodation de viscères dont le séjour n'est plus possible dans l'excavation où ils étaient primitivement contenus.

Par suite de son accroissement de volume, la matrice s'élève peu à peu dans le grand bassin et la cavité abdominale. Dès le quatrième mois environ, son volume ne permet plus son engagement dans l'excavation pelvienne; son segment inférieur prend alors un point d'appui sur le pourtour de l'entrée du bassin.

Etudions d'abord la cavité dans laquelle l'utérus va se développer.

Voici la description du professeur Richet (1) : « La cavité abdominale est trop irrégulière et trop sujette à variations pour qu'on puisse lui assigner une forme et dire qu'elle est ovalaire; d'autre part, il est impossible de trouver un axe fixe à une cavité dont la forme et la capacité changent à chaque inspiration ou par le fait d'une réplétion plus ou moins considérable des divers organes qui y sont renfermés. Ce que l'on peut dire de plus positif, c'est que sa paroi supérieure ou diaphragmatique est oblique en bas et en arrière, un peu inclinée à droite, et qu'elle paraît se

---

(1) *Traité prat. d'anat. chirurg.*, p. 441.

continuer, sans changement de direction, avec la paroi
postérieure. Cette dernière, de son côté, est légèrement
inclinée en bas et en avant, vers l'ouverture du détroit
supérieur et la paroi postérieure de la zone hypogas-
trique, en sorte que, lors des contractions simultanées de
la paroi antérieure et du diaphragme, les viscères flottants
et mobiles, comme les intestins, tendent à suivre la double
inclinaison des deux parois supérieure et postérieure, et
par conséquent à se porter dans la cavité pelvienne et les
fosses iliaques. »

Comme nous venons de le voir, la direction de la cavité
abdominale peut varier bien souvent, mais elle n'en est
pas moins presque toujours oblique en bas, en arrière et à
droite, comme Blandin (1) l'avait indiqué; par conséquent,
tout corps qui se développera de bas en haut sera dirigé en
avant et refoulé à droite comme la masse intestinale dans
la plupart des cas : d'où la fréquence des hernies à droite.
Nous croyons pouvoir ajouter, avec Blandin, que la partie
supérieure de l'abdomen est plus évasée que la partie inférieure voisine du détroit abdominal, et que la partie
moyenne est plus évasée que les extrémités. Nous ne prétendons pas sans doute que cette forme ovalaire soit une
figure de géométrie parfaite, pas plus que celle de l'utérus
développé, mais nous estimons que c'est à l'ovoïde que l'on
peut le mieux comparer la forme de la cavité sous-dia-
phragmatique. Il résulte immédiatement de ceci que l'accommodation de forme existera quand la grosse extrémité de
l'ovoïde utérin sera en haut du côté de celle du contenant.

Nous devons encore observer que les parois abdominales
antérieure et supérieure ne sont pas soutenues par une
charpente osseuse, et que l'on ne trouve le squelette qu'en
arrière. La matrice dans son développement rencontrera

____

(1) *Anat. chirurgicale*, p. 449.

donc un obstacle en arrière, tandis qu'en avant son extension ne sera pas gênée par la paroi formée de parties plus
ou moins souples et élastiques.

Remarquons enfin que tous les viscères sont fixés à la
paroi postérieure à l'exception du foie qui adhère à la paroi
supérieure; par conséquent, la matrice dans sa marche de bas
en haut devra glisser au-devant d'eux, derrière la paroi
abdominale qui est libre d'insertion, et refouler le foie vers
le diaphragme.

Comme nous connaissons à peu près maintenant la cavité
abdominale, nous allons tâcher d'étudier le développement
de la matrice qu'elle doit contenir.

L'utérus monte progressivement et tend à se rapprocher
de la cicatrice ombilicale ; aussi avait-on pris ce point de
repère pour indiquer la hauteur utérine dans la cavité de
l'abdomen. Comme ce point peut varier beaucoup, on a dû
en trouver un bien plus certain et ne changeant jamais, le
bord supérieur de la symphise pubienne. C'est ce point de
repère dont se sont servis Hecker, Wieland (1) dans leurs
différentes mensurations. Voici le résultat auquel ils sont
arrivés : le quatrième mois, le fond de la matrice est à cinq
ou six centimètres du plan du détroit supérieur; à cinq
mois, il en est distant de huit à neuf centimètres. L'élévation du bord supérieur est ensuite progressive jusqu'au
neuvième mois, époque où elle est arrivée à son apogée,
vingt-deux à vingt-quatre centimètres au-dessus de la symphise. Dans la dernière quinzaine, et même avant, bien
souvent, on constate un léger abaissement du fond de l'utérus qui n'est plus distant que de vingt à vingt-deux centimètres de la symphise pubienne. Cet abaissement provient
de ce que la partie tout à fait inférieure de la matrice se
laisse refouler au-devant de la tête fœtale jusque sur le

---

(1) *Thèse de Paris*, 1858.

plancher du bassin dans quelques cas ; il y a mouvement d'abaissement dans la totalité de l'organe.

En se développant, l'utérus affecte, avec la cavité abdominale et avec les organes qu'elle contient, des rapports momentanés; c'est une accommodation nouvelle, accommodation qui dépend de changements dans sa forme et sa direction, aussi bien que dans son augmentation de volume. A sa sortie du petit bassin, la matrice ne tarde pas à devenir piriforme, puis sphéroïdale, tandis qu'à la fin de la grossesse elle représente assez bien un ovoïde un peu aplati d'avant en arrière. Mais, tandis que la face antérieure se trouve en contact avec la paroi abdominale molle, arrondie, sur laquelle elle peut glisser avec facilité, la face postérieure est en rapport avec une surface osseuse, inégale, à saillie médiane nettement marquée, sur laquelle elle est bien forcée de se mouler.

La matrice, se développant dans le sens antéro-postérieur et pesant par son propre poids sur la paroi antérieure, force celle-ci à céder peu à peu, du moins chez les primipares, par l'écartement de la ligne blanche et l'assouplissement des muscles et des tissus constituant cette paroi. Il en résulte que la matrice, échappant de plus en plus à la résistance postérieure, devient oblique en avant et suit la direction de l'axe du détroit supérieur, sans former avec lui un angle de dix degrés ouvert en avant et en haut, comme l'ont avancé Schatz et Schultze, combattus par M. Duncan. Il faut tenir compte de l'état de la vessie qui, lorsqu'elle est pleine, peut refouler l'utérus en arrière.

Chez les multipares, la paroi antérieure, assouplie par les grossesses précédentes, n'offre qu'une bien faible résistance à la matrice qui la repousse et prend la direction de l'axe du détroit supérieur.

Mal soutenu en avant par la paroi abdominale, refoulé contre cette paroi par les viscères insérés en arrière et pressés par le jeu normal de la respiration et de l'effort, repoussé dans la même direction, d'autant plus que la femme dans la station verticale est obligée, pour garder l'équilibre, de déjeter en arrière la partie supérieure du corps, l'utérus semble ne pouvoir s'élever qu'en suivant l'axe du détroit supérieur.

Il s'écarte toutefois de la ligne médiane sur laquelle il se maintiendrait difficilement à cause de la saillie de la colonne vertébrale et du promontoire. L'utérus se place à droite ou à gauche du rachis, mais si fréquemment à droite que cette situation peut être considérée comme normale puisqu'on la rencontre 80 ou 85 fois sur 100.

L'accommodation de l'utérus dans la cavité abdominale, à cause des formes respectives du contenu et du contenant, se fait donc par une double inclinaison en avant et à droite.

Nous n'insisterons pas davantage sur l'inclinaison antérieure, dont tous les auteurs admettent la cause et le mécanisme.

Quant à l'inclinaison droite de l'utérus on a donné à son sujet de nombreuses explications, qui paraissent toutes susceptibles d'objections sérieuses. Certains auteurs ont pensé, avec Levret (1), que l'insertion du placenta, en limitant la dilatation d'un point de l'utérus, pouvait donner lieu aux inclinaisons latérales. Nous savons d'abord que la région de l'utérus où s'insère le placenta, se développe aussi bien que les autres; mais ensuite, pour que cette théorie fût admise, il faudrait que le placenta s'insérât presque toujours à droite, et l'on sait que bien souvent l'insertion placentaire se trouve à gauche et en arrière quand l'utérus offre la déviation droite.

Mme Boivin (2) a attribué l'obliquité droite de la matrice à

---

(1) *Art des acc.*, p. 49.
(2) *Mémor. des acc.*, 1824, p. 62.

la longueur moindre mais surtout à la force plus grande du ligament rond du côté droit.

Cette longueur plus courte est admise par le professeur Depaul qui l'a observée dans plusieurs autopsies. Il résulte au contraire des recherches du professeur Pajot et du docteur Rambaud, qui ont fait de nombreuses mensurations de ligaments ronds, que les cordons sus-pubiens ont non-seulement à peu près la même longueur mais encore le même volume.

Le professeur Depaul (1) ajoute encore : « Je ferai remarquer que les deux ligaments ronds, fussent-ils de la même longueur, on peut encore invoquer la traction exercée par celui du côté droit, si l'on se rappelle que l'utérus exécute, en même temps qu'il s'élève, un mouvement de torsion sur lui-même qui rapproche l'angle supérieur gauche du point d'insertion pubien du ligament rond du même côté, et par conséquent éloigne l'angle supérieur droit du point d'insertion pubien du ligament rond de ce côté; par suite de ce mouvement, la longueur relative du ligament rond gauche est augmentée, tandis que celle du ligament rond droit est diminuée. »

Notre savant maître nous permettra de lui faire observer que l'utérus n'exécute pas ce mouvement de torsion, que ce mouvement au contraire est sous la dépendance de l'inclinaison ; quand l'inclinaison, par exception, se fait du côté gauche, il y a torsion à gauche, de telle façon que le bord droit de l'utérus revient en avant; on ne peut pas dire cependant que le ligament rond de ce côté gauche était ou absolument ou relativement plus court que l'autre. Il faut chercher la cause de l'inclinaison si l'on veut connaître celle de la torsion. En admettant même la brièveté relative du cordon sus-pubien droit, est-ce qu'il ne devrait pas attirer

---

(1) *Clinique obstétricale*, 1872, p. 109.

en même temps en avant le bord droit de l'utérus et par
conséquent, comme il n'y aurait pas résistance à gauche,
empêcher la torsion utérine?

Velpeau (1) admet plus volontiers que cette inclinaison
est due à l'habitude de se coucher sur le côté droit et de se
servir du membre thoracique droit plutôt que du gauche.
Une enquête scientifique établie à ce sujet par MM. Tarnier et Chantreuil n'a pas confirmé la première explication.
Il en est de même de l'habitude de se coucher à droite; sur
soixante-seize femmes qui avaient l'utérus à droite, trente-
huit couchaient sur le côté droit, vingt sur le côté gauche,
quatorze alternativement sur l'un ou l'autre côté, quatre
enfin sur le dos (2). Il nous semble qu'on pouvait s'attendre
à ce résultat, car on ne peut pas admettre que l'une ou l'autre
de ces causes puisse continuellement entrer en jeu; dans le
cas contraire, il faudrait supposer qu'un obstacle se crée du
côté opposé qui s'oppose au retour de la matrice dans le
flanc gauche.

La présence du rectum habituellement rempli de matières
fécales, fort dures chez les femmes enceintes, a été regardée
par quelques auteurs comme la cause de l'obliquité droite
de l'utérus; mais, comme on l'a fait remarquer bien souvent,
cette inclinaison se rencontre chez les femmes qui ne sont
pas constipées, qui sont sujettes même à une diarrhée habituelle.

Désormeaux (3) admettait que cette déviation était produite, au commencement de la grossesse, par la rencontre à
gauche de l'S iliaque du colon rempli de matières fécales; il
ajoutait avec Rœderer (4) qu'en s'élevant dans l'abdomen l'organe de la gestation était repoussé à droite par la masse de

(1) *Traité d'acc.*, 1835, t. I, p. 161.
(2) Cazeaux, *Traité d'acc.*, p. 100.
(3) *D ict. de médecine*, 2e édit., art. Grossesse.
(4) Clément, *Art obstétr.*, etc. 1753, cap. 17.

l'intestin grêle : «Ce qui tient, dit-il, à ce que le mésentère fixé sur le devant du rachis est obliquement dirigé de haut en bas et de droite à gauche. » Comme le fait très-bien remarquer Velpeau (1), il y a là une erreur de fait; la direction du mésentère est oblique de haut en bas et de gauche à droite, c'est-à-dire en sens inverse de celle qui lui est attribuée par Désormeaux ; et de plus si l'S du colon est à gauche, le cœcum plus volumineux est à droite. Tarnier et Chantreuil (2) ont de la tendance à reprendre l'opinion de Désormeaux modifiée : « On pourrait dire que les attaches du mésentère dirigent les anses de l'intestin grêle vers le côté gauche de l'abdomen et que celles-ci repoussent la matrice vers le côté droit. A l'appui de cette manière de voir, nous citerons l'opinion de Saint-Cyr. Chez la jument, la matrice, à mesure qu'elle se développe, reste à peu près sur la ligne médiane, en se déviant légèrement à gauche, à cause des grosses masses du colon, qui occupent le flanc droit. C'est le contraire pour la vache et les autres ruminants, chez lesquels la présence du rumen dans le flanc gauche reporte très-sensiblement à droite la matrice et son contenu. » Nous admettons difficilement que l'utérus, qui, chez la femme, se développe et monte dans la cavité abdominale contre toutes les lois de la pesanteur et malgré la présence de l'intestin qu'il rencontre tout de suite, puisse être refoulé du côté droit par la masse intestinale qui l'environne de tous côtés. Si chez les animaux le fait se produit, c'est parce que l'utérus mobile, n'ayant pas à lutter contre la pesanteur, peut facilement prendre toutes les positions possibles.

Voici l'explication de la déviation droite de l'utérus que nous tenterons de donner : l'utérus monte dans le grand bassin; il se trouve encore sur la ligne médiane, ce que l'on

---

(1) Op. cit., p. 160.
(2) *Traité d'acc.*, p. 188.

peut constater par le palper abdominal chez une femme enceinte de quatre mois à quatre mois et demi. A ce moment il rencontre la masse intestinale qui l'enveloppe de tous côtés, excepté à la partie antérieure. Mais l'intestin peut être refoulé en bas par plusieurs causes dont la plus fréquente et la plus constante est l'inspiration. A cause de l'obliquité en bas et à droite de la partie supérieure de la voûte diaphragmatique l'intestin sera repoussé dans le même sens et tendra à refouler dans la même direction les organes qui sont en contact avec lui, surtout s'ils sont mobiles. Cette action, peu efficace si on l'envisage en particulier, mais au contraire puissante si on fait attention à sa répétition, agira en arrière et surtout sur le bord gauche de l'utérus, et d'autant plus que l'insertion mésentérique se faisant dans la partie gauche de l'abdomen n'empêche pas la progression en haut et à droite du corps de l'utérus en évolution gestatrice. La contraction des muscles de l'abdomen sous l'influence de l'effort, etc., concourt encore à cette action en refoulant à droite et en arrière la masse intestinale qui tend à suivre la double inclinaison des deux parois, supérieure et postérieure.

En un mot, si la théorie modifiée de Désormeaux admet l'influence passive de la masse intestinale, nous préférons regarder comme active, pour ainsi dire, cette influence de l'intestin refoulé par le diaphragme. Les organes sont en mouvement, ils ont des contours arrondis et lubrifiés; et l'accommodation du contenu et du contenant pourra se faire avec la plus grande facilité.

Duncan (1) a cherché le degré et l'étendue de cette déviation, et dans cinq cas il a trouvé que l'angle de déviation mesurait en moyenne 10°.

Nous pouvons en dernier lieu ajouter que la situation et

---

(1) Op. cit., p. 55.

la forme de l'utérus sont soumises à des variations bien nombreuses, que Braune (1) a récemment signalées dans un mémoire basé sur des observations faites sur deux cadavres congelés de femmes mortes, l'une enceinte de huit mois, l'autre au moment du travail. Ces variations seraient dues, d'après cet auteur, à ce que l'utérus, avant l'accouchement, est une masse molle, modifiable dans sa forme. Dans la station couchée, l'organe s'applique sur la colonne vertébrale, augmente dans son diamètre longitudinal et se dévie souvent à droite, tandis que dans la station verticale il repose en avant sur la paroi abdominale qui se courbe plus fortement en avant en forme de voûte, et augmente dans le diamètre antéro-postérieur.

Comme le dit très-bien Schrœder (2), ces indications se rapportent aux présentations longitudinales dans les derniers mois de la grossesse. Dans les présentations transversales du fœtus on trouve des rapports inverses : l'utérus est plus large dans le décubitus dorsal, son fond s'élève plus haut dans la station debout.

Avant de terminer ce chapitre nous devons dire quelques mots sur un mouvement général de rotation sur l'axe longitudinal, improprement appelé de torsion, subi par l'utérus à la suite de son inclinaison latérale.

Après avoir glissé dans la gouttière vertébrale droite, la matrice a été bien vite arrêtée par le bord externe de cette gouttière. Or, comme ce bord externe est situé plus en arrière que la partie médiane, on peut en conclure que le côté droit de l'utérus est situé plus en arrière que le gauche, et qu'il y a eu par conséquent rotation en même temps qu'inclinaison. Cette rotation sera encore facilitée par la pression des viscères, de l'intestin surtout, dont

---

(1) W. Braune, *De uteri gravidi situ. In memoriam* E. Bosei. Lipsiæ, 1872.

(2) *Traité d'accouchements*, Trad. Charpentier, 1875, p. 74.

l'effort dirigé sur le bord gauche de l'utérus portera d'arrière en avant et de gauche à droite.

Dans l'inclinaison droite, en effet, la face antérieure regarde en avant et à droite. Si l'inclinaison se faisait à gauche, le mouvement de rotation se ferait du côté gauche par le même mécanisme, et la face antérieure regarderait à gauche.

Nous venons de voir que c'était à l'accommodation que nous devions les rapports de l'utérus dans la cavité de l'abdomen, nous allons constater maintenant que d'elle aussi dépend la situation du fœtus dans la matrice.

2° DE L'ACCOMMODATION DU FŒTUS DANS LA CAVITÉ UTÉRINE. — (a) GROSSESSE SIMPLE. — *Présentation du sommet.* — L'attitude du fœtus, c'est-à-dire la situation des diverses parties de son corps, par rapport les unes aux autres, est, il n'y a pas besoin de le démontrer longuement, sous la dépendance de l'accommodation. Il est certain que dans les premiers mois de la gestation, la cavité étant relativement plus grande à cause de l'abondance du liquide amniotique, le fœtus peut flotter à peu près librement et se placer selon les lois de la pesanteur. Mais à mesure qu'il augmente de volume, il perd encore sa mobilité, ses membres se rapprochent de plus en plus du plan antérieur, le tronc se courbe sur lui-même, jusqu'à ce qu'enfin, au terme de la grossesse, le volume fœtal ayant notablement augaugmenté, remplisse presque tout l'intérieur de la matrice. Aussi, placé dans une cavité restreinte qui l'enserre de tous côtés, est-il nécessaire que le fœtus se replie, se pelotonne sur lui-même, afin de diminuer son volume autant que possible et de s'adapter à la forme de cette cavité par une flexion encore plus complète de ses diverses parties. Il tend à représenter la même figure que la cavité ovoïdale à grosse extrémité supérieure qui le renferme. C'est par adaptation de forme en un mot que le fœtus se pelotonne.

L'enfant, dans la cavité utérine, est un être vivant, doué de mouvements actifs, mais à qui l'on peut imprimer aussi des mouvements passifs. On ne peut comparer comme puissance, comme force, les mouvements passifs aux mouvements actifs ; il est certain que, tant qu'on le voudra, on pourra arrêter avec la plus grande facilité les mouvements actifs d'un fœtus dans la cavité utérine. Ce que l'on peut faire sur la paroi abdominale, les muscles de cette paroi ou la matrice, par leur contraction, peuvent l'effectuer. L'enfant est gêné dans l'intérieur de la cavité utérine ; il est déjà dans le sens de la flexion, et l'on peut facilement admettre que le moindre effort de l'utérus pliera ces membres, exagérera leur flexion et leur contact, d'autant plus que les surfaces ne sont pas anguleuses, que la résistance ne se produit pas en un point opposé à la puissance, d'autant plus que ces surfaces sont lubrifiées, sont même baignées par le liquide amniotique.

Aussi avouons-nous ne pas comprendre ce que veut dire Cazeaux quand il avance que « (1) cette attitude accroupie ne peut être l'effet de la pression exercée sur l'enfant, puisque celui-ci est dans une cavité beaucoup plus grande que son volume total : elle *paraît tenir à l'individu même.* » Qu'entend-t-il par là ? Serait-ce l'instinct ? Mais Cazeaux ne l'admet pas pour la détermination de la presentation et il ne l'admettait pas pour le pelotonnement. Serait-ce l'action des *causes vitales* admise par Simpson ? Nous nous demandons ce que peuvent être ces causes vitales. Si c'est ce que prétend Simpson, à savoir des mouvements réflexes par lesquels les membres sont vivement ramenés vers le tronc et qui sont provoqués par la rencontre de la paroi utérine dès que le fœtus rencontre les parois, nous nous arrêterons, car ce n'est pas là ce que nous appelons : le pelotonnement.

---

(1) *Traité d'acc.*, 1874, p. 204.

Mais il est encore à remarquer, particularité observée de tout temps, que l'extrémité céphalique se trouve le plus habituellement en bas, et dans une très-grande proportion.

D'après la statistique de M. le professeur Depaul, qui a relevé les accouchements faits à la clinique pendant vingt ans : sur 16.233 dans lesquels la présentation et la position sont tout-à-fait connues, il y a eu 15.119 présentations du sommet, soit 100 présentations du sommet sur 107 accouchements.

Voici la statistique de M. Jacquemier (1) : Sur 20.517 enfants nés en treize ans à la Maternité de Paris, 19.720 ont présenté le crâne ou le vertex ; les autres régions réunies ne se sont présentées que 776 fois.

On pourra encore trouver dans Velpeau (2) de nombreuses statistiques de Merriman, Bland, MM^{es} Boivin, Lachapelle, etc., qui confirment les premiers chiffres.

Nous pensons que c'est à l'accommodation meilleure du fœtus ainsi placé qu'est due la fréquence de la présentation céphalique et que les autres présentations se rencontrent dans tous les cas où l'accommodation n'est pas facile ou est même impossible.

Comme nous l'avons déjà dit, Hippocrate pensait que le pelvis se présentait jusqu'au septième mois, qu'à ce moment, le fœtus, après un brusque mouvement, faisait la culbute et qu'il venait se mettre en contact avec le détroit supérieur. Sans tenir compte des arguments de De La Motte, Levret (3) affirme la vérité de la doctrine hippocratique, tandis que Ould et Burton (4) croient qu'elle ne s'observe qu'au moment du travail. Girard (5), de Lyon, avance que le fœtus est d'abord placé en travers et qu'il

---

(1) *Traité des acc.*, t. I, p. 477.
(2) *Traité d'acc.*, t. I, p. 477.
(3) *Art. des accouch.*, 3º édit.. p. 77.
(4) *Nouv. système des acc.*, p. 141.
(5) *Journal gén.*, t. XLVIII, p. 286, 1813.

change de position vers le sixième mois. Rœderer (1) semble prendre une position intermédiaire, en prétendant que la culbute se fait insensiblement à mesure que la tête grossit.

Déjà combattue par Realdus Colombus (2), Trentius, De La Motte (3), Smellie (4), cette idée fut complétement rejetée et à juste titre, à la suite de l'enseignement de Solayrès de Renhac et de Baudelocque, qui déclarèrent que le fœtus se trouvait dès l'origine en contact par l'extrémité céphalique avec le détroit abdominal.

Sans nous arrêter pour le moment aux controverses soulevées en Allemagne, au sujet de cette observation de Baudelocque par Scanzoni, Heyerdahl, Crede, Valenta et Schrœder qui soutiennent l'instabilité du rapport de l'extrémité céphalique avec le segment inférieur de la matrice, examinons les autres raisons données par les auteurs pour expliquer la situation très-ordinaire du crâne dans la partie déclive de l'utérus et par conséquent de son rapport au détroit abdominal au terme de la gestation.

On a fait intervenir les lois de la pesanteur et dès Aristote (5) on a expliqué ainsi la situation déclive de la tête. Cette opinion est soutenue en France, en Angleterre comme en Allemagne par les auteurs les plus autorisés, par Termanini (6), M. Duncan (7), Schrœder (8), Velpeau (9), Jacquemier (10), Scanzoni (11).

On a cherché ensuite l'influence du plus long bras de

---

(1) *Elém. art obst..* p. 36.
(2) Guillemeau, *Œuvres*, p. 220.
(3) *Traité compl. des acc.*, p. 119.
(4) *Traité théor. et prat.*, t. I, p. 182.
(5) Aristote, *Hist. des animaux*, etc., t. I, p. 435.
(6) *Archiv. génér.*, t. VI, p. 287.
(7) *Edinb. Med. and surg. Journ.* 1855.
(8) *Schwang. Geb. u. Wochenbett*, p. 21.
(9) *Traité des acc.*, p. 333.
(10) *Traité des acc.*, p. 305, t. I.
(11) *Wiener. Med. Wochenschr.*, 1866, n° 1.

levier et par conséquent du plus lourd, et on a envisagé dans ce but le fœtus comme suspendu au milieu du liquide amniotique par la tige funiculaire.

Attachons-nous donc d'abord à examiner l'influence physique des lois de la pesanteur. Le fœtus a-t-il en lui-même une région plus lourde, ou est-il placé dans une situation telle que son centre de gravité plus rapproché de l'extrémité podalique entraîne le sommet dans les parties inférieures ?

D'après les recherches de Duncan et de Veit, si on laisse flotter un fœtus récemment mort dans un grand ballon rempli d'eau chargée de sel du même poids spécifique que le fœtus, celui-ci flotte obliquement, la tête et le plan latéral droit prenant la position la plus déclive. Et ces auteurs d'attribuer cette déclivité du côté droit et de la tête à la pesanteur du foie et du sommet.

P. Dubois, M. Jacquemier ensuite avaient fait depuis longtemps les mêmes expériences et ils ont démontré que lorsqu'on plonge un fœtus dans un bain, il tombe indifféremment sur le côté ou sur l'une de ses extrémités. Pouvons-nous dire que les expériences de Duncan et de Veit sont très-concluantes ? Nous ne le pensons pas. Pourquoi prendre pour les expériences un liquide de même poids spécifique que le fœtus alors que la densité du liquide amniotique n'est que de 1.006 à 1.011 ? Quand il est plongé dans un bain d'eau ordinaire dont la densité se rapproche de celle du liquide amniotique, le fœtus tombe, nous venons de le voir, indifféremment. Croit-on ensuite que l'on puisse comparer les parois rigides d'un ballon aux parois musculaires de l'utérus ? Se trouve-t-on dans les mêmes conditions qu'à l'état physiologique lorque l'on fait des expériences avec un fœtus plus ou moins éprouvé par la rigidité cadavérique et qui, par conséquent, ne peut subir de la paroi avec laquelle il se trouve en contact des modifications de forme et même de situation ?

A l'hôpital, après avoir fait une version par manœuvres externes, n'avons-nous pas vu quelques fois la tête, que nous avions refoulée en bas, revenir vers les parties supérieures de la matrice? Enfin, comme l'a objecté Simpson, d'abord la femme ne se trouve pas toujours dans la station verticale; ensuite les fœtus hydrocéphales naissent rarement en présentation de la tête. Aussi M. Jacquemier a-t-il pu dire avec juste raison qu'on ne pouvait considérer la tête du fœtus comme une espèce de *lest* qui dirige la tête vers le col et l'y maintient.

Mais si la tête n'est pas plus pesante par elle-même, on pourra peut-être objecter que le centre de gravité est plus rapproché de l'extrémité supérieure que de l'extrémité inférieure et par conséquent que le crâne descend encore vers le col de la matrice. On a suspendu des fœtus d'âge différent, en leur conservant la forme ovoïdale qu'ils ont dans l'utérus, par différents points du grand axe jusqu'à ce que l'équilibre pût s'établir; et d'après certains auteurs, Jacquemier, Poppel entre autres, le centre de gravité serait plus rapproché de la moitié supérieure du corps; pour Kehrer (1), au contraire, il n'en est pas plus près. Admettant toutefois la première hypothèse, nous ne pouvons pas croire, lorsque le fœtus est fléchi sur lui-même, que le centre de gravité s'éloigne beaucoup du centre de figure du tronc. Sans doute si nous analysons, comme l'on fait Letourneau (2), Hecker et Butel, le poids des différents viscères, nous trouverons une grande prédominance du côté du cerveau, dont le poids est au poids total du corps comme 1 : 8,28.

Mais additionnant le poids des organes de la cavité abdo-

---

(1) Beitrâge, p. 109.
(2) *Th. de Paris.*, 1858, n° 35, p. 17.

minale, du méconium que l'intestin contient, du poumon encore hépatisé, on s'assure bien vite que la pesanteur de la partie inférieure du tronc peut très-bien contrebalancer celle de la partie supérieure. Nous voyons donc qu'alors même que le fœtus serait suspendu par le cordon, il n'y aurait pas plus de raison pour qu'il tombât d'un côté plus que de l'autre. Mais cette hypothèse elle-même ne peut longtemps être soutenue, et comme l'ont bien démontré P. Dubois et Simpson, on ne peut considérer l'enfant comme suspendu au cordon ombilical, car celui-ci est trop long; et s'il y avait briéveté relative, entortillement du cordon, c'est plutôt en haut que la tête serait mécaniquement attirée. Les points d'appui ne sont jamais près de la partie médiane mais presque exclusivement aux extrémités du fœtus.

Après avoir plongé le fœtus dans un bain et fait les expériences dont nous avons parlé plus haut, après avoir fait observer que le cordon est plus court que le diamètre vertical du fœtus pendant les trois premiers mois de la grossesse seulement, M. Dubois faisait remarquer que dans les espèces animales et notamment chez les chiennes, le fond de l'utérus est plus bas que le col. Si l'action de la pesanteur pouvait régir la loi de la situation déclive de la tête dans la matrice, la tête devrait donc se présenter la dernière; tandis que le contraire se remarque dans presque tous les cas. Ce furent ces expériences, ces observations, qui firent repousser au savant professeur l'intervention de la pesanteur, et lui firent adopter la fameuse théorie des déterminations instinctives émise pour la première fois par Amb. Paré (1) : « Sentant l'air, l'enfant s'efforce de sortir la tête la première. » Mauriceau l'avait aussi reproduite (2) : « Il se tourne la tête en bas, afin d'être mieux disposé pour sortir. »

____

(1) *Œuvres complètes*, etc., chap. XIII, p. 695.
(2) *Maladies des femmes grosses*, etc., p. 203.

Voici ce que dit P. Dubois (1) : « Il est incontestable qu'un certain nombre de lois générales président à la reproduction de l'espèce ; parmi ces lois il en est une que j'appelle les déterminations instinctives de l'enfant. On ne saurait nier, en effet, que ces instincts existent avant la naissance et qu'ils se révèlent dès qu'elle est effectuée. N'est-il pas singulier de voir l'enfant comme le petit de l'animal se livrer, dès qu'il est né, à des mouvements qui le portent à chercher autour de lui le mamelon qu'il sait saisir d'une certaine façon pour en extraire le liquide qui doit le nourrir. » C'est donc par de petits mouvements instinctifs que l'enfant placerait sa tête dans les parties déclives de l'utérus.

Nous ne nous arrêterons pas à discuter longtemps cette opinion. Pourquoi admettre l'instinct dans cet acte de la vie intra-utérine et ne pas l'admettre pour les autres ? Pourquoi ne pas admettre la volonté instinctive de sortir de la matrice en prenant un point d'appui supérieur et en pressant sur le segment inférieur ? Faudrait-il invoquer le défaut d'instinct dans les présentations du siége ou celles de l'épaule ? On n'a pas observé que dans ces présentations les mouvements du fœtus soient plus nombreux, plus fatigants pour la mère et qu'il fasse des efforts pour se retourner. Et enfin, quand Dubois ajoute que la fréquence des présentations vicieuses dans l'avortement lui donne raison, ne pourrons-nous pas objecter que l'utérus n'a pas encore atteint son complet développement dans ces cas et partant n'a pas sa forme normale, de plus que la quantité de liquide amniotique considérable par rapport au volume fœtal peut dans son écoulement très-bien entraîner une partie ou l'autre sur le détroit supérieur.

---

(1) *Mém. sur la cause des présentations de la tête pendant l'acc.* — *Mém. de l'Acad. de méd.*, 1833, t. II, p. 265.

Tandis que Dubois envisage les mouvements du fœtus pour placer sa tête dans la situation déclive comme sous la dépendance de la sensibilité instinctive, Simpson les regarde comme produits par une action purement mécanique et réflexe.

Voici comment s'explique Simpson (1). Avant le sixième mois l'utérus est sphérique, tandis qu'il devient ovale à grosse extrémité supérieure pendant les trois derniers mois de la gestation. A ce moment-là, le fœtus se pelotonne de telle sorte que sa grosse région, le siége, reste en haut et la plus petite, la tête, occupe la petite extrémité de l'utérus. La configuration du fœtus et celle de l'utérus concordent ainsi. C'est là position la plus commode pour le fœtus. Mais s'il est placé autrement, les parois utérines le serrent davantage ; et cette pression éveille des mouvements réflexes dans les membres inférieurs surtout, réflexes qui persistent jusqu'à ce que le fœtus soit revenu à la situation qui lui est la plus commode et qui seule ne trouble pas la configuration de l'utérus : la présentation du crâne.

Conhstein (2) a posé à la théorie de Simpson les objections suivantes :

« 1° Où est la preuve que, si l'utérus est sphérique jusqu'au sixième mois et ovoïde après cette époque, cette forme de l'utérus doit influer sur la forme du fœtus et que ce n'est pas l'inverse qui se produit ? »

Nous répondrons d'abord par une preuve tirée du développement normal de l'utérus. Le fond se développant d'abord, il peut y avoir augmentation aussi bien dans le diamètre transverse que dans le diamètre vertical ; mais, quand le segment inférieur viendra à son tour se développer, il se joindra à un point de la sphère et par consé-

---

(1) *The attitude and position natural and prœternatural of the fœtus in utero, etc. Monthly, j. of med.; Edinb., 1849.*

(2) *Monat. f. Geb. 1868. Trad. in Arch. de med.*, 1869, p. 433 ; 1870, p. 482.

quent lui donnera la forme ovoïdale des derniers temps de la grossesse.

Et, seconde preuve physiologique, la matrice ne subit-elle pas de temps en temps des contractions pendant la durée de la grossesse sous l'influence de causes extérieures, et par conséquent ne doit-elle pas mouler son contenu sur sa forme, d'autant mieux que ce contenu n'a pas alors grande résistance?

L'objection de Conhstein ne nous paraît pas détruire la première affirmation de Simpson.

Mais les autres objections faites par Conhstein contre les idées de l'accoucheur d'Edimbourg nous paraissent absolument fondées; elles se rapportent toutes aux mouvements réflexes qui ne peuvent être produits comme l'a indiqué Simpson et surtout produire des effets aussi marqués.

Voici du reste les autres objections de Conhstein :

« 2° Le fœtus, jusqu'au sixième mois, est en présentation du siége et il commence à cette époque à transformer cette position en celle de la tête; il accomplirait son évolution sans avoir, dans cette collision persistante, des mouvements réflexes qui le ramèneraient toujours à la présentation du siége ?

« 3° Le fœtus doit-il changer, après l'avoir prise, cette présentation de la tête qui s'harmonise le mieux avec les formes de l'utérus et ne provoque chez lui aucun mouvement réflexe ? Il ne peut que trop facilement se mettre au-dessus de ces difficultés hypothétiques, ainsi que le prouvent les observations de changements de position du fœtus pendant les derniers mois de la grossesse.

« 4° Si la présentation de la tête est une conséquence absolue de mouvements réflexes, pourquoi dans les présentations du siége et du tronc, songe-t-on à attribuer une influence aux rapports physiques de l'enfant et de l'utérus?

« 5° Les mouvements réflexes sont produits chez le fœtus par une pression exercée temporairement par l'utérus; et la peau de la plante des pieds, des genoux et des flancs est la plus sensible. Mais cette observation, déduite de ce qui se passe chez l'adulte, ne se réalise que lorsque la pression exercée sur la plante des pieds ou le genou n'est point en contact avec un point circonscrit de l'utérus; et la pression exercée ne se limite pas dans une petite étendue de la surface en contact, mais à toute la plante des pieds. Le contact de la plante des pieds avec la main tout entière, même froide, ne provoque aucun mouvement réflexe; ils surviennent au contraire quand on la touche avec le doigt. »

Nous n'avons donc à retenir de la théorie de Simpson que ceci : « C'est dans la présentation de la tête du fœtus que sa configuration et la cavité utérine se correspondent le mieux après le sixième mois. « C'est ce qu'a aussi soutenu Cazeaux; » mais c'est ce dont ils n'ont pas donné le mécanisme.

Conhstein, après avoir ainsi rappelé les idées des différents auteurs sur les présentations normales du fœtus, termine son intéressant mémoire en donnant ses idées à ce sujet.

Il prétend que la cause de la présentation habituelle du crâne est la cubute au septième mois destinée à compenser par la pression du sang l'absence de la pression négative des poumons.

Nous ne pouvons admettre une cause aussi hypothétique que celle-là. Cette différence de pression du sang, dans la moitié supérieure et inférieure du corps, existerait, même à un moment donné, qu'elle ne pourrait pas amener brusquement un mouvement comme l'inversion fœtale.

L'école de Vienne (1), comme Simpson et Goodsir, croit que les causes les plus probables de la fréquence de la pré-

---

(1) Chiari, Braun et Spœth. *Klinik der Geburt. und Gyn.* Erlangen, 1855, p. 25.

sentation du sommet chez les fœtus à terme et vivant,
sont : 1° les modifications de la forme de la matrice et surtout la transformation de la cavité utérine, qui devient
ovoïdale; 2° la proportion qui existe entre les diamètres de
la tête du fœtus à terme et ceux du segment inférieur de la
matrice, et, d'autre part, le rapport du volume que présente
l'extrémité pelvienne de l'ovoïde fœtal avec la capacité de
la cavité utérine dans la région des orifices des trompes;
3° l'action des mouvements réflexes du fœtus et sa grande
mobilité, qui facilite la pression hydrostatique des eaux de
l'amnios, également répartie sur toute la surface du corps.

Rappelons encore que, pour Gauriet (1), les contractions
règlent non-seulement la présentation, mais aussi la position. Quand il y a irrégularité dans la contraction et que le
fœtus surpris n'a pas le temps de prendre la position favorable que seules les contractions utérines pouvaient lui
faire acquérir, il reste dans sa position défectueuse. En
somme, le fœtus est d'abord dans une présentation mauvaise, c'est la contraction qui le place suivant l'axe longitudinal. Ce fait peut se vérifier dans les positions inclinées,
où la tête bien souvent est relevée par la contraction au
moment du travail ; mais l'observation prouve que bien
avant que la contraction soit efficace, le sommet est au
contact du détroit supérieur.

Enfin, Schrœder (2) invoque comme causes de la présentation du sommet : la pesanteur surtout, la situation de
l'utérus par rapport à l'horizon dans les différentes positions
de la femme et l'état de souplesse ou de tension de la paroi
utérine.

Si nous nous sommes autant étendu sur les opinions des
auteurs au sujet de la présentation, c'est que nous avons

---

(1) *Gaz. des hôpitaux*, 1855, n° 108.
(2) *Manuel des acc.*, p. 59.

voulu démontrer que la cause de leur erreur provenait de ce qu'ils n'avaient tenu compte que d'un seul élément, alors qu'il y en a deux en présence. Quand il y a un contenu et un contenant, pour connaître leurs rapports réciproques et l'influence qu'ils peuvent avoir l'un sur l'autre, on doit tenir compte de la forme et de la structure de l'un comme de l'autre. Wigand, le premier, avait avancé que c'est dans un changement dans la forme ordinairement elliptique de l'utérus qu'il faut placer la cause des présentations du tronc. Cette théorie, plus vraisemblable que les autres, a été adoptée par Cazeaux.

D'après ce savant accoucheur, les rapports du fœtus et de la matrice dépendent de la forme même de cet organe et se rattache à cette loi d'adaptation qui régit les phénomènes mécaniques de la grossesse et de l'accouchement. On trouve l'explication de la présentation ordinaire du sommet dans le développement de l'utérus, qui, pendant les six premiers mois, s'amplifie aux dépens de son fond et se trouve plus large à la partie supérieure qu'au segment inférieur. L'extrémité pelvienne du fœtus, formant une masse plus volumineuse que l'extrémité céphalique, se loge dans le point le plus large de l'organe. Dans les trois derniers mois, la région inférieure de l'utérus s'agrandit à peu près autant que le fond; mais alors le diamètre longitudinal du fœtus est trop considérable pour qu'il puisse traverser le diamètre transversal de l'utérus, à moins de circonstances exceptionnelles.

Cette explication de Cazeaux a été acceptée par la plupart des accoucheurs modernes, et notamment par les docteurs Bailly et Pinard dans leurs articles sur « le Fœtus », dans les dictionnaires des sciences médicales.

Après avoir reproduit l'opinion de Cazeaux, le docteur Bailly ajoute : « Cette disposition de l'enfant est un résultat mécanique dont *les formes réciproques du corps contenant et de son contenu* font aisément concevoir la nécessité, et qu'accomplissent, sans doute, *les contractions de la matrice et l'ébranlement que les mouvements de la mère impriment à l'enfant* (1). »

Notre collègue, le docteur Pinard (2), n'est pas moins affirmatif sur l'existence de ces mêmes causes pour amener la présentation du sommet. Il s'exprime, du reste, ainsi :

« Il est aujourd'hui admis sans conteste que, dans les six premiers mois, le segment ou le fond de l'utérus est plus développé que l'inférieur.

« On sait également que, jusqu'à cette époque, la tète est la partie la plus volumineuse du fœtus. *Nous connaissons donc déjà la forme du contenant et du contenu.*

« Pendant toute la durée de la grossesse, il existe *des contractions indolores de l'utérus*; et il est prouvé que, quand l'utérus se contracte, il rétrécit ses diamètres transversaux et augmente les diamètres longitudinaux. De plus, aucune femme ne reste immobile pendant la durée de la gestation ; et *ces mouvements de la mère retentissent tous plus ou moins sur le fœtus :* voilà les alternatives de mouvement et de repos. »

Nous ne saurions, nous aussi, nous montrer trop partisan de la théorie de l'accommodation comme cause de la présentation du sommet; nous irons même plus loin que les auteurs qui nous ont précédé, et nous dirons : L'accommodation a été difficile, un obstacle quelconque s'est présenté, voilà pourquoi le sommet n'est pas venu au contact du détroit supérieur. Nous allons tâcher de donner des preuves à l'appui de cette opinion, nous estimant heureux, si nous pouvons, à notre tour, contribuer à l'affermir.

Nous n'avons pas besoin d'insister sur la forme du contenant et du contenu. La cavité utérine au terme de la ges-

---

(1) *Nouveau Dict. de méd. et de chir. prat.*, t. XV, p. 10, 1872.
(2) *Dict. encycl. des sciences méd.*, 4º série, t. II, p. 500, 1878.

tation, d'une capacité de quatre à cinq litres environ, a une forme ovalaire à grosse extrémité supérieure. Le fœtus qu'elle contient, pelotonné comme nous venons de le voir, perd en grande partie sa mobilité et reste beaucoup plus stable dans la situation que lui donne le sac contractile dans lequel il s'est logé. La cause de cette fixité et de ce pelotonnement se trouve dans la diminution, relativement au fœtus, du liquide amniotique : tandis qu'un enfant à terme pèse en moyenne 3.000 grammes, il n'y a environ, à ce même moment de la gestation, que 500 grammes de liquide amniotique. La matrice limite donc de plus en plus les mouvements du fœtus, parce qu'elle agit de plus en plus sur lui.

Reportons-nous, au contraire, au cinquième ou au sixième mois de la grossesse : l'accommodation du fœtus sera moins parfaite ; il pourra glisser plus facilement, et les contractions utérines indolores que Wigand avait déjà observées en 1812, lorsqu'il faisait des recherches sur la version par manœuvres externes, les mouvements de la mère le feront changer souvent de rapports de situation avec la cavité dans laquelle il se trouve. L'adaptation, avant d'être parfaite, éprouvera quelques difficultés, quelques retards ; mais enfin les glissements deviendront plus difficiles, et la partie la plus volumineuse demeurera en haut, parce qu'en haut se trouve la région utérine la plus volumineuse. Il y aura accommodation de forme, de situation et de direction.

C'est par le même mécanisme, comme l'a pensé M. Guéniot, que les présentations du siége sont plus fréquentes au début de la grossesse, et même jusqu'au cinquième mois. La matrice s'est développée pendant ces premiers temps de gestation dans la partie supérieure à peu près exclusivement, c'est donc le fond qui sera la partie la plus volumineuse ; d'un autre côté, pendant cette même période, la tête fœtale offre un développement bien plus considérable que celui des parties inférieures du tronc. La partie la plus volumineuse, la tête, restera en haut, tandis que la plus petite sera maintenue au contact du segment inférieur.

Nous pouvons avancer une preuve à l'appui de cette opinion. Simpson n'a-t-il pas fait cette sérieuse objection à la théorie de la pesanteur que, dans l'hydrocéphalie, la tête était le plus souvent au fond de l'utérus ? Cela est certainement vrai. Eh bien, à terme, la partie la plus volumineuse du fœtus est certainement la tête lorsqu'elle est développée par l'hydropisie ventriculaire, c'est pour cela qu'elle est en haut en contact avec la partie la plus évasée de la cavité utérine.

Quand à terme ou avant terme la tête est plus volumineuse que le siége, elle est en haut ; quand l'extrémité pelvienne, au contraire, est plus développée, c'est elle qui prendra place dans le fond de l'utérus.

Il n'y a cependant rien de constant dans ce que nous venons d'avancer après le docteur Guéniot, et nous pouvons dire que la quantité de liquide amniotique étant très-considérable à cette époque, et l'enfant par conséquent se trouvant très-mobile, le moindre choc que subit la mère, le moindre effort qu'elle fait peuvent suffire pour le déplacer, mais il se replacera toujours dans la position la plus favorable.

Ceci, en effet, se présente souvent à l'observation. Le docteur Pinard rapporte avoir trouvé, chez onze femmes qu'il a examinées avec le plus grand soin, neuf fois le siége en bas et deux fois une présentation céphalique, et cela encore chez deux femmes enceintes, l'une de six mois, l'autre de six mois et demi. Nous avons pu nous-même vérifier ce fait dans bien des cas à la clinique.

Nous avons, chez cinq femmes enceintes de quatre à six mois, ramené, par des manœuvres externes, au détroit supérieur la tête que nous avions trouvée avec certitude au fond de l'utérus. Tant que la femme ne faisait aucun mouvement, tant qu'elle restait dans le décubitus dorsal, la présentation nouvelle se maintenait; mais si elle exécutait le moindre mouvement, si elle faisait le moindre effort, immédiatement le fœtus évoluait et se replaçait dans sa situation primitive.

Les présentations irrégulières sont d'autant plus rares dans les accouchements prématurés que l'on se rapproche du terme de la grossesse, parce que l'accommodation du contenant au contenu est de plus en plus nécessaire. C'est ce qui découle d'abord des statistiques de Scanzoni (1), Dubois (2) et Spœth (3), rassemblées par Veit (4) et que l'on peut trouver dans le mémoire de Cohnstein (5), cité plus haut, et dans l'article du docteur Pinard.

Il résulte, au contraire, de ces statistiques que le nombre des présentations du siége et du tronc est d'autant plus grand que l'expulsion du fœtus se fait de meilleure heure, parce que, dans ces cas, l'accommodation n'est pas nécessaire.

Voici la statistique de Veit :

RÉSUMÉ de 1.428 accouchements prématurés.	MOIS de la grossesse.	PRÉSENTATIONS		
		de la tête.	du siége.	du tronc.
247. accouchem.	Dans le 5e et le 6e mois.	140 = 56.68 0/0	95 = 38.42 0/0	12 = 4.86 0/0
1.181 accouchem.	Dans le 7e, 8e et 9e mois.	898 = 62.88 0/0	283 = 16.32 0/0	50 = 3.50 0/0

(1) *Lehrb. d. Geburth.* Wien. 1853, p. 93.
(2) *Mém. de l'Acad. de méd.* 1833, t. II, p. 265
(3) Chiari, Braun und Spœth. Op. cit., p. 38.
(4) *Scanzoni's Beitrage zur Geb.* bd. IV, p. 280.
(5) **Mém. cité**, p. 505.

On voit qu'à terme ou près du terme le sommet s'est présenté dans la proportion de 62,88 pour 100.

Au terme même, P. Dubois, sur 2.020 accouchements, a trouvé 1.913 fois la présentation du sommet, soit 95 pour 100; et le professeur Depaul 100 présentations céphaliques sur 107 accouchements.

La statistique suivante faite avec les observations de Scanzoni et de Dubois réunies par Cohnstein, prouve encore que l'accommodation peut manquer là où elle n'est pas nécessaire. Lorsqu'un fœtus est mort dans la cavité utérine, il subit un phénomène que l'on nomme *la macération*, à la suite duquel il n'offre plus aucune résistance et s'affaisse sur lui-même, et peut traverser dans tous les sens la filière pelvienne.

Sur 165 fœtus mort-nés avant le sixième mois :

> 81 se présentaient par la face.
> 80 — — par le siége.
> 4 — — par le tronc.

Mais si l'accommodation n'est pas nécessaire parce que le fœtus est petit ou macéré dans une cavité utérine normale, elle peut encore être inutile lorsque le défaut de rapport provient du contenant : la cavité peut être trop grande pour un fœtus normal. Le fœtus évolue dans tous les sens au terme de la gestation, comme il pouvait évoluer lorsqu'il se trouvait au début ; il n'est pas fixé, et l'on peut trouver très-souvent des présentations irrégulières.

Il se présente enfin des cas dans lesquels l'accommodation du contenu au contenant ne se fait pas parce que ce contenant n'est pas suffisamment résistant et peut laisser le contenu évoluer à son aise dans la cavité. En d'autres termes, il arrive, chez certaines femmes, que la paroi utérine n'ayant pas assez de résistance et d'élasticité permet au fœtus de changer de présentation plus ou moins fréquemment, et cela d'autant plus que, dans ces cas, la contraction indolore ne peut pas s'exercer d'une façon aussi efficace. Cette opinion, soutenue par un grand nombre d'accoucheurs, a été attaquée par le docteur Pinard (1) qui attribue à la paroi abdominale le principal rôle pour le maintien de la présentation. « Jusqu'ici, dit-il, on a, croyons-nous, en considérant en quelque sorte l'utérus comme isolé, négligé un des facteurs les plus importants, sinon le plus important de l'accommodation. L'utérus, sac elliptique, est contenu dans un autre sac, extensible seulement au niveau des parois latérales et antérieures, les cavités abdominale et pelvienne. Pour conserver sa forme, l'utérus a besoin d'avoir sa paroi doublée, soutenue; c'est là le rôle de la paroi abdominale. » Nous sommes certainement loin de méconnaître toute l'importance de la paroi abdominale, mais cependant, dans ce cas, nous la mettons bien au-dessous de la paroi utérine. Comment admettre, en effet, que, sans flaccidité de la paroi utérine, il puisse se faire des modifications à l'intérieur de l'utérus dans les cas où les téguments abdominaux seront relâchés? Cet organe pourra bien revenir en avant, puisque la paroi antérieure est souple; mais ce sera un changement en bloc, pour ainsi dire, qui n'aura aucune influence à l'intérieur sur la présentation, puisque l'utérus conserve toujours la même forme ovoïdale à petite extrémité en bas. Comment, après avoir admis l'influence prépondérante de la forme de l'utérus, de sa contraction et des mouvements de la mère, le docteur Pinard peut-il avancer que les auteurs ont négligé l'un des facteurs les plus importants, sinon le plus important de l'accommodation ?

Nous sommes de l'avis de notre collègue lorsqu'il constate que les présentations irrégulières sont plus fréquentes chez les multipares que chez les primipares, c'est un fait

---

(1) Article cité, *Dict. encyc.*, 2ᵉ s., t. II, p. 502.

d'observation; cependant on voit de très-nombreuses multipares présenter au détroit supérieur l'extrémité céphalique, comme l'on voit aussi des primipares avoir des présentations du siége ou du tronc; d'où viennent ces nombreuses variétés? De la texture de la matrice, chez les unes comme chez les autres. Les primipares ont le tissu utérin plus résistant, la paroi abdominale plus solide; le fœtus sera bien plus fixe dans l'axe vertical, il pourra beaucoup moins glisser sur le pourtour du sac qui le contient. Les multipares ont eu leur paroi abdominale déjà distendue et leur matrice déjà développée par un produit de conception, les parois sont plus souples; l'enfant évoluera d'autant plus facilement que les deux parois antérieures seront flasques. On rencontre de temps en temps des primipares comme des multipares dont la paroi abdominale est souple et relâchée et qui ont cepen dant des présentations du sommet dont l'engagement se fait longtemps avant l'accouchement.

Nous pensons, en résumé, que l'on doit s'occuper de l'état de la paroi abdominale, mais que cet état n'offre d'intérêt véritable que lorsque la matrice est assouplie elle-même ou présente certaines malformations qui prédisposent aux mauvaises présentations, ainsi que l'a montré le professeur Herrgot, de Nancy. Nous pourrons encore avec Hecker, Kueneke, Sutugin, Heyerdahl, etc., cités par notre collègue, reconnaître que les mutations ou les modifications de présentation sont plus fréquentes chez les multipares, mais sans faire intervenir comme lui, chez ces dernières, l'assouplissement de la paroi de l'abdomen, plutôt que celui de l'utérus. Ainsi que le dit le docteur Pinard lui-même, après avoir constaté que la fréquence des modifications de présentation est à celle des modifications de position comme 7 est à 93, dans les quatre dernières semaines, chez les primipares, et comme 46 est à 54 chez les multipares: « aucun de ces auteurs ne rapporte cette stabilité à l'action de la paroi abdominale, mais au contraire à celle de la paroi utérine. »

Il nous paraît résulter jusqu'à présent de l'étude commencée dans ce chapitre que c'est la forme et la contraction de· l'utérus appelée activité utérine par Crede (1) et Kristeller (2), qui sont les facteurs de la présentation du sommet, et que c'est encore principalement la forme, la résistance et la contraction répétée mais indolore de la matrice qui maintiennent cette présentation.

Nous allons tâcher de démontrer maintenant que l'on doit encore attribuer à l'accommodation, non-seulement les rapports de situation de la partie en présentation avec le pourtour du détroit supérieur, mais encore son parallélisme avec ce même détroit.

La tête se trouve au contact du détroit abdominal et va affecter avec lui des rapports par tous les points de sa circonférence occipito-frontale, c'est ce que l'on appelle la *position fœtale*, qu'il ne faut pas confondre avec la présentation, seule étudiée jusqu'ici. Pour déterminer cette position, on a pris un point de repère fixe sur le crâne du fœtus, et suivant que ce point est en avant ou en arrière, à gauche ou à droite, on dit qu'il y a une position gauche antérieure ou postérieure, une position droite antérieure ou postérieure. Or il est un fait d'observation bien établi, c'est que la tête, dans l'immense majorité des cas, se présente au détroit supérieur dans la direction du diamètre oblique gauche, l'occiput en avant ou en arrière, c'est-à-dire que l'on observe presque toujours une occipito-iliaque-gauche antérieure ou une occipito-iliaque droite postérieure, la gauche antérieure étant des deux la plus fréquente.

Velpeau (3) attribue la position comme la présentation à l'action de la pesanteur : « La tête, dit-il, est la partie la

---

(1) Klin. Vortrage ub. Geburt, p. 487.
(2) *Zur Œtiol. der normalen Kindeslage, Monat. f. Geburt* 1855, t. V. p. 40.
(3) *Traité de l'art des acc.*, t. I, p. 484.

plus pesante du fœtus, donc la tête doit continuellement tendre à se tourner vers le col. Dans la tête, la moitié postérieure pèse beaucoup plus que la moitié antérieure. La partie postérieure du tronc, pendant la vie intra-utérine, offre un poids beaucoup plus considérable que la portion antérieure. Quand la femme est debout, assise ou à genoux, et même quand elle est couchée sur le côté, la paroi antérieure est beaucoup plus inclinée vers le col que sa paroi postérieure, donc le dos de l'enfant doit être tourné plus souvent en avant qu'en arrière. »

Mme Lachapelle (1) n'admet pas comme cause de la position l'influence de la pesanteur : « Comment expliquerons-nous la prédilection que le front semble avoir pour la partie postérieure du bassin ? Est-ce que le fœtus courbé sur sa partie antérieure offre vers le dos sa plus grande pesanteur, et que, l'utérus incliné ordinairement en avant reçoit cette partie plus pesante sur sa paroi antérieure qui est la plus basse ? Voilà qui est bien quand la femme est debout, mais qu'elle se couche sur le dos et l'enfant devra se retourner par son propre poids dans un sens absolument opposé. »

Sans doute, dans la station verticale, le dos de l'enfant doit être tourné en avant et à gauche, et dans le décubitus dorsal en arrière et à droite, non pas à cause de la pesanteur plus grande de telle ou telle partie fœtale, mais à cause de l'accommodation à la paroi utérine, comme nous allons le voir. Ces changements dans la situation du dos en avant ou en arrière s'observent tant que la fixité du fœtus, dépendant de son engagement ou de la rigidité de la paroi utérine, n'existe pas.

Honing (2) a vu, en effet, des enfants placés en gauche antérieure chez une femme debout, changer de situation

---

(1) *Pratique des acc.*, 1821, t. I, p. 109.
(2) *Scanzoni's Beitrage*, vol. VII, p. 99.

et se placer en droite postérieure quand la femme se cou-
chait. Nous avons pu nous-même constater ce fait avec le
docteur Chantreuil pendant qu'il remplaçait cette année le
professeur Depaul. Mais le fœtus était petit, l'eau amniotique abondante et les parois flasques. On comprend du reste
très·bien les mutations et les modifications de position sous
l'influence de la station de la mère quand on a observé des
mutations de présentation. Si le fœtus peut alternativement
présenter la tête en haut et en bas de la matrice, à plus
forte raison pourra-t-il pivoter sur son axe longitudinal.

Ce n'est donc pas la pesanteur du dos qui peut être la
cause de la position fœtale, elle est contrebalancée chez les
primipares par la rigidité des parois, tandis que, chez les multipares, à parois peu rigides, elle peut au contraire se trouver
la cause de changements fréquents dans la situation du
fœtus.

L'explication suivante, donnée par M. Jacquemier (1),
nous paraît être bien plus concluante : « L'eau de l'amnios,
dit cet auteur, est presque entièrement logée dans les iné-
galités de la face antérieure du fœtus, tout le reste du corps
n'est séparé de la face interne de l'utérus que par les membranes. Dans cet état, les diamètres les plus larges se met-
tent en rapport avec les diamètres les plus étendus de
l'utérus. Le fœtus fléchi et pelotonné formant un corps qui
a plus d'étendue d'arrière en avant que latéralement, son
plan antérieur et son plan postérieur doivent ordinairement
correspondre aux parois latérales de l'utérus qui offre plus
d'étendue en ce sens que d'avant en arrière ; et comme il
a éprouvé, en se développant, un mouvement de torsion,
qui a porté un de ses bords un peu en avant et l'autre en
arrière, il en résulte que le dos du fœtus doit être dirigé soit
vers une des cavités cotyloïdes, soit vers une des symphises
sacro-iliaques. » Il faut, cela est évident, pour que le fœtus

____

(1) *Manuel des acc.*, t. 1, p. 305.

s'adapte ainsi à la forme de l'utérus, que cet organe puisse avoir action sur lui ; il faut qu'il y ait peu d'eau amniotique; nous savons qu'en général cette condition est remplie au terme de la gestation, car il y a, comme on le sait, 500 grammes environ de liquide dans une cavité qui contient aussi un fœtus du poids moyen de 2.500 à 3.000 grammes.

Mais l'accommodation du tronc dans la cavité utérine n'est pas le seul élément à invoquer dans la recherche des causes de la position ; l'adaptation de la tête au détroit supérieur est un second élément dont nous devons nous occuper maintenant.

Comme nous l'avons dit, le bassin est bien changé à l'état frais. Les muscles psoas descendent latéralement du grand bassin dans le petit bassin. Ils changent la forme du détroit abdominal, qui représente très-grossièrement un triangle à base antérieure curviligne et à sommet tronqué à l'angle sacro-vertébral. Le diamètre transverse perd ainsi un centimètre et demi, et quelquefois davantage, tandis que les diamètres obliques ne sont presque pas diminués ; ces diamètres ont donc à peu près la même longueur et cependant l'engagement de la tête se fait sur un des obliques et encore sur celui qui est un peu plus rétréci que l'autre, sur l'oblique gauche. Pourquoi? « L'explication la plus plausible nous paraît être la suivante, répondent MM. Tarnier et Chantreuil (1), le diamètre transverse du bassin est trop rapproché de l'angle sacro-vertébral, et le diamètre bi-pariétal de la tête fœtale est trop étendu pour que celle-ci puisse s'engager à ce niveau et dans cette direction, car l'une des bosses pariétales serait arrêtée par le promontoire et viendrait le heurter ». Nous pouvons dire encore : Si la tête ne peut pas rester par son bi-pariétal sur le dia-

---

(1) *Traité de l'art des acc.*, p. 58.

mètre promonto-pubien, ou en d'autres termes, si le diamètre longitudinal de la tête ne peut pas rester sur le diamètre transverse de ce même détroit, c'est à cause du contact de deux surfaces osseuses et lubrifiées, comme la bosse pariétale et l'angle sacro-vertébral, qui existeraït dans ces rapports de diamètre. Ce contact ne peut pas persister, car les deux surfaces convexes ne pourraient s'accommoder dans cette situation, la tête glisse sur l'autre et va se mettre en contact avec la région concave de l'aileron droit du sacrum, où elle sera accommodée, la tête sera par conséquent placée sur le diamètre oblique gauche.

On va se demander immédiatement pourquoi la bosse pariétale postérieure ne se place pas aussi bien au contact de l'aileron du sacrum du côté gauche que du côté droit, et par conséquent pourquoi la tête suit plutôt la direction du diamètre oblique gauche que celle de l'oblique droit ?

On trouvera, dans toutes les statistiques, la confirmation de la prédominance des présentations suivant la direction du diamètre oblique gauche.

Dans les statistiques réunies de Baudelocque, Maygrier, MM⁰ˢ Boivin et Lachapelle, on l'observe 15.809 fois sur 22.243 accouchements.

Sur 1.913 présentations du sommet, P. Dubois a reconnu :
 1.355 occipito-iliaque gauche antérieure 70 0/0.
 491 occipito-iliaque droite postérieure 27 0/0.
 55 occipito-iliaque droite antérieure 5 0/0.
 12 occipito-iliaque gauche postérieure 1/160.

Sur 16.233 accouchements faits pendant vingt ans à la clinique d'accouchements de Paris, le professeur Depaul a compté 15.119 présentations du sommet, parmi lesquelles :

 11.406 occipito-latérale gauche, variété antérieure.
 2.009 occipito-latérale droite, variété postérieure.
 538 occipito-latérale droite, variété antérieure.
 162 occipito-latérale gauche, variété postérieure.

Soit une présentation dans le sens du diamètre oblique gauche sur 4.17 accouchements, et une présentation dans le sens du diamètre oblique droit sur 57 accouchements.

Cette accommodation sur l'oblique gauche est non-seulement plus fréquente quand la tête, partie peu réductible, se trouve en contact avec le détroit supérieur, mais encore quand il y a présentation du siége qui est bien plus réductible. Sur les 542 positions connues de l'extrémité pelvienne données par la statistique de la clinique, il y a 270 positions gauches antérieures ou droites postérieures.

Pour expliquer cette fréquence de direction de la suture sagittale suivant le diamètre oblique gauche, les auteurs ont invoqué le raccourcissement du diamètre oblique droit par le rectum. « Il est évident, dit Cazeaux (1), que cette fréquence est due à la présence du rectum à gauche ; habituellement distendu, en effet, par des matières fécales, il force le front ou l'occiput, quand un de ces points se trouve regarder en arrière et à gauche, à se porter en avant. » Il nous paraît difficile d'admettre que le rectum puisse repousser en avant une partie aussi pesante, aussi solide que la partie postérieure du crâne chez un enfant de huit mois, par exemple, d'autant plus que le crâne rencontre en avant la résistance osseuse de la paroi pelvienne qui le repousse en arrière. La tête ne peut pas se placer sur le diamètre transverse, comme nous l'avons vu ; il y aura souvent bien des mutations, des modifications de positions avant sa fixation définitive, mais enfin l'hésitation de choix entre les deux diamètres obliques sera résolue le plus ordinairement au profit du diamètre oblique gauche, car le dos, comme l'explique M. Jacquemier, est placé soit en avant et à gauche, soit en arrière et à droite.

En dernier lieu, si la tête est placée sur le diamètre

---

(1) *Traité d'acc.,* p. 303.

oblique gauche pourquoi l'occiput est-il si souvent en avant? Pourquoi y a-t-il si souvent occipito-iliaque gauche antérieure ? D'après Cazeaux, qui adopte ici les idées de Velpeau, cela dépendrait des mêmes causes qui déterminent la présentation du sommet. La moitié postérieure de la tête pèse beaucoup plus que la moitié antérieure; la partie postérieure du tronc offre aussi un poids plus considérable que la partie antérieure; elles se tournent donc du côté le plus déclive. Nous sommes étonné de voir Cazeaux attribuer une grande importance à la pesanteur, alors qu'il la niait complétement lorsqu'il s'agissait de présentations.

Nous pensons que la fréquence des positions antérieures provient de l'accommodation meilleure du fœtus quand l'occiput est en avant. Les parties molles modifient le détroit supérieur de telle sorte qu'il forme un triangle à base antérieure et à sommet tronqué en arrière, la région la plus évasée se trouvant en avant laisse la partie postérieure plus large de l'ovoïde crânien beaucoup plus à l'aise quand celle-ci est en rapport avec elle, il y a donc meilleure accommodation de forme. De plus, le relief formé en arrière par les muscles psoas-iliaques a de la tendance à faire glisser en avant l'occiput, car la tête peut ainsi plus facilement se fléchir et se placer par sa circonférence occipito-frontale dans le sens du plan du détroit supérieur. La tête se trouve de plus mieux accommodée dans le sens de la direction de son diamètre longitudinal quand l'occiput est en avant.

On pourrait cependant encore observer des changements de situation, si l'engagement prématuré ne venait à se produire, ce que l'on remarque surtout chez les primipares. La tête est alors à peu près définitivement fixée dans sa dernière situation au détroit supérieur.

Ce n'est pas tout : quand la tête est sur le plan du détroit abdominal, elle doit être parallèle à ce plan et non pas inclinée latéralement, comme l'ont dit plusieurs auteurs.

D'après Nœgele (1) la tête est placée dans une direction
oblique au détroit supérieur, de telle sorte que la partie la plus déclive se trouve être le pariétal droit, la suture
sagittale étant plus rapprochée du promontoire. Cette obliquité est d'autant plus exagérée que la tête est plus élevée.
Cette opinion a été vigoureusement combattue par
Duncan et Leishmann. La principale raison pour nier
cette obliquité est qu'on ne l'observe pas cliniquement.
Mais nous pouvons encore ajouter avec l'auteur anglais (2) :
« Un argument très-puissant contre l'inclinaison latérale de
la tête du fœtus ou son obliquité au niveau du détroit supérieur, au début du travail, est tiré de l'impossibilité qu'il
y a de trouver un mécanisme qui permette de l'expliquer.

« Si les membranes sont encore intactes, s'il existe une
quantité considérable de liquide amniotique et si l'axe du
fœtus et l'axe de l'utérus sont parallèles ou se confondent
avec l'axe du détroit supérieur, toutes conditions qui existent habituellement, il est impossible de concevoir aucune
cause à l'obliquité, si ce n'est une flexion latérale spontanée
de la tête du fœtus, et j'ose dire qu'aucun accoucheur ne sou-
tiendra une doctrine aussi extraordinaire. Si le liquide amniotique a été évacué avant que la tête du fœtus n'ait pé-
nétré dans l'excavation pelvienne, on peut croire que la
compression que produisent les douleurs ou celle due à la
résistance des parties inférieures de la matrice agissent directement sur l'enfant et produisent l'obliquité. Il n'en
est rien. L'utérus, pendant les douleurs, se trouve, pour
ainsi dire, en érection et jusqu'à un certain degré, toute
obliquité antérieure qui aurait pu exister, alors qu'il était
dans le relâchement se trouve corrigée ; il devient pendant
la contraction presque perpendiculaire au plan du détroit

---

(1) *Archiv. f. die Phys. Meckel.*, 1819. Trad. *in Journal complém.*,
t. IX, p. 34.
(2) Op. cit., p. 189.

supérieur, c'est-à-dire qu'il occupe presque son axe. Il est certain qu'on n'observe aucune obliquité antérieure de l'utérus qui puisse expliquer l'obliquité de la tête au détroit supérieur. »

Nous n'ajouterons qu'une réflexion à ces remarques si judicieuses : si la tête se présentait obliquement, elle devrait s'engager obliquement et présenter par conséquent des diamètres plus grands que les diamètres perpendiculaires à son axe. Si la tête se présentait obliquement au détroit supérieur, les règles de l'accommodation ne seraient pas suivies.

Nous reviendrons, du reste, sur cette question quand nous traiterons du second temps de l'accouchement.

En résumé, la présentation du sommet, la direction de cette partie fœtale sur le diamètre oblique gauche, la position occipito-iliaque gauche antérieure, ne s'observent si fréquemment qu'à cause de l'influence prépondérante des lois de l'accommodation.

Ces rapports d'accommodation au détroit supérieur ne persistent pas jusqu'au terme de la gestation et font place à d'autres rapports d'adaptation prématurée de la tête dans le bassin.

3° ACCOMMODATION DE LA TÊTE DU FOETUS DANS L'EXCAVATION, PENDANT LA GROSSESSE. — C'est un fait observé depuis longtemps, notamment par Ritgen (1), Baudelocque, Velpeau et par le professeur Stoltz (2), qui en a trouvé la preuve sur le cadavre. Tous les accoucheurs, à notre époque, ont constaté souvent cette descente de la tête dans l'excavation un mois avant l'accouchement, quelquefois plus tôt chez les primipares, beaucoup plus tard chez les multipares.

---

(1) *Bulletin de Férussac*, t. XXVII, p. 171.
(2) *Thèse de Strasbourg.*, 1826, p. 18.

Comment peut se faire cet engagement qui devance l'heure du travail? Pourquoi se fait-il plus tôt chez les primipares que chez les multipares? Parce que les lois de l'accommodation sont bien mieux observées chez les premières que chez les secondes.

Chez les primipares, au niveau du détroit supérieur, la tête se trouve en contact avec le segment inférieur de la matrice, sur lequel elle exerce une pression à peu près directe à cause de la rigidité de la paroi utérine latérale qui maintient, comme nous l'avons vu, l'axe de l'ovoïde fœtal au parallélisme de l'axe utérin.

La pression de haut en bas devient de plus en plus forte à mesure que l'utérus se développe, à cause du refoulement de cet organe par la courbure diaphragmatique ; la pression antérieure augmente aussi, car l'effort de la paroi abdominale s'exerce sur une plus grande surface utérine. Il y a donc tendance à la propulsion de la partie inférieure de l'ovoïde utérin dans l'excavation suffisamment ouverte pour la recevoir. Favorisée par les contractions indolores, qui, plus fréquentes dans les derniers temps de la grossesse allongent encore la matrice dans le sens longitudinal tandis qu'elles la rétrécissent transversalement, cette progression en bas est de plus singulièrement aidée par la flexion de la tête. Cette flexion, sans se compléter toujours au détroit supérieur, s'accentue dans l'immense majorité des cas; la tête peut ainsi présenter de plus petits diamètres au détroit supérieur, ce qui est d'autant plus utile qu'elle est coiffée par le segment inférieur de la matrice qui augmente un peu sa circonférence.

La tête passe donc prématurément à travers le détroit supérieur chez les primipares, parce qu'elle est bien accommodée dans le sens de la direction comme dans les diamètres.

Chez les multipares, au contraire, les parois se laissent distendre, la cavité est plus grande, le fœtus est plus mobile, par conséquent la pression ne s'exerce plus perpendiculairement à l'aire du détroit supérieur, mais vient aboutir soit en un point de la paroi postérieure du bassin ou de la paroi abdominale, soit encore sur le bord résistant de la symphise pubienne. L'engagement ne peut donc avoir lieu parce qu'il n'y a accommodation ni de direction, ni de diamètres.

Nous n'avons pas à insister à présent sur cet engagement qui se fera d'après les mêmes lois mécaniques d'accommodation que pendant le travail de la parturition.

Essayons maintenant de prouver que les présentations de la face, du siége et de l'épaule proviennent d'un défaut d'accommodation.

Présentation de la face. — Après avoir trouvé, sur deux femmes mortes à la fin de la grossesse, la face à l'entrée du bassin, Mme Lachapelle pensa que les présentations de la face étaient primitives; on croit maintenant, au contraire, qu'elles sont en général secondaires, c'est-à-dire qu'elles surviennent au moment du travail.

Admettant seulement des présentations secondaires de la face, P. Dubois les attribuait à des mouvements instinctifs d'extension du fœtus, tandis que pour Simpson elles étaient sous la dépendance de mouvements involontaires, par phénomènes réflexes. Chiari, Braun et Spœth (1) professent que les lois de Simpson sur l'origine des présentations du sommet doivent être appliquées aux présentations de la face. On peut donc admettre, comme cause du contact de la face avec le détroit supérieur, les mouvements involontaires d'extension que fait la tête du fœtus et la disposition du segment inférieur qui embrasse cette partie.

D'après Hecker (2), les présentations de la face sont une conséquence de la dolichocéphalie, c'est-à-dire d'une con-

---

(1) *Klinik der Geburt.*, p. 23.
(2) *Ueber die Schœdelform bei Gesichtslagen.* Archives, f. Gyn., t. 1, p. 355; t. II, p. 429.

formation du crâne dans laquelle son contour est tronqué en avant et sa longueur augmentée en arrière par une bosse occipitale très-saillante. Le bras de levier postérieur étant ainsi allongé, la force peut s'exercer aussi bien sur lui que sur le bras de levier antérieur, et fléchir aussi bien que défléchir la tête. Cette idée d'Hecker a été vivement combattue en France par le professeur Depaul, qui a montré que l'auteur allemand avait pris l'effet pour la cause. Les enfants naissant à la suite de présentations de la face ont la tête déprimée et plus longue d'avant en arrière, mais c'est un résultat de l'engagement de la face. Breïsky et Kleinwachter ont encore prouvé par leurs mensurations que la dimension exagérée du diamètre longitudinal, qui est caractéristique pour les présentations de la face, était produite par l'accouchement.

Selon Deventer, si l'utérus est incliné à droite et le sommet placé en position occipito-iliaque gauche, les contractions, après la rupture des membranes, s'exerçant dans la direction de l'axe utérin, poussent le fœtus de haut en bas et de droite à gauche, de sorte que le vertex vient arc-bouter contre le rebord gauche du détroit supérieur : la tête, ainsi arrêtée, se renverse sur le dos de l'enfant. Baudelocque et Schrœder partagent la même opinion, seulement ce dernier place la résistance plus près de l'occiput que du vertex.

Nous ne nous arrêterons pas à discuter l'opinion de W. Freund qui attribue au rhumatisme utérin une influence sur l'origine des présentations de la face. D'après cet auteur, la tête serait renversée sur le dos du fœtus par une contraction absolument partielle de la région utérine en contact avec elle, et serait maintenue par cette même contraction locale.

Pour le professeur Depaul (1) « si une contraction utérine

---

(1) *Clin. obst.*, p. 504.

pousse la tête placée au détroit supérieur dans une direction oblique, si l'occiput est arrêté sur le bord de la fosse iliaque, si cette tête, comme cela peut arriver, n'est que légèrement fléchie, cette résistance sur un point de son diamètre occipito-mentonnier, peut la défléchir, et alors, c'est la face qui se présente au détroit supérieur et s'engage. »

S'il nous est permis de donner notre opinion après les maîtres que nous venons de citer et d'ajouter une autre hypothèse aux trente-trois que Winckel a déjà comptées pour l'origine des présentations de la face, nous donnerons celle-ci :

Supposons le fœtus au contact du détroit supérieur par son extrémité céphalique plus ou moins obliquement dirigée, ce qui rend son engagement difficile; qu'un effort, qu'une position prise brusquement par la mère agisse sur son plan postérieur: la déflexion sera produite et la face prendra la place du sommet. En effet, l'extension de la colonne étant nulle à la région dorsale et impossible à la région lombaire, à cause de la flexion des membres inférieurs en avant, tout l'effet de cette pression postérieure s'exercera sur la région cervicale qui peut seule exécuter ce mouvement d'extension.

En un mot, les présentations de la face nous paraissent amenées par un choc extérieur, par une contraction musculaire brusque de la paroi abdominale s'exerçant en avant et ne pouvant pas produire un changement complet dans les rapports du fœtus avec la cavité utérine, à cause de l'accommodation de forme et de direction qui existent déjà, mais pouvant, au contraire, changer les rapports de la tête avec le détroit abdominal, puisque cette accommodation n'avait pu se faire pour une cause ou pour une autre, un rétrécissement du détroit, par exemple. Quand on admet, au contraire, que la contraction utérine, en poussant la tête obliquement en bas contre un point résistant du pourtour du bassin, est la cause de la déflexion de la tête, ne devrait-on pas admettre que cette déflexion est immédiatement empêchée par le rétrécissement transversal de l'organe pendant la contraction ? Si, pendant la contraction, la matrice tend à repousser le mobile en bas dans le sens vertical, elle tend à le resserer dans le sens transversal.

Quand la face est fixée au détroit supérieur, elle s'adapte pour les diamètres et la position de la même façon que le sommet.

Présentation du siége. — Avant Solayrès et Baudelocque, on admettait, comme nous l'avons dit, la station assise du fœtus sur l'angle sacro-vertébral jusqu'au septième mois ; à cette époque la tête basculait et venait se mettre au contact du détroit supérieur, c'était le mouvement de culbute. Pour expliquer les présentations de l'extrémité pelvienne, il suffisait de dire qu'un obstacle siégeait au détroit supérieur et que la culbute avait été impossible dans ces conditions.

La culbute, nous le savons, ne se produit pas. Jusqu'au sixième mois le fœtus n'a pas de situation constante, car l'accommodation n'est pas nécessaire, le liquide amniotique, en très-grande quantité par rapport au volume de l'enfant, laissant celui-ci prendre toutes les attitudes possibles. A terme, au contraire, le liquide amniotique étant très-peu abondant par rapport à l'enfant, celui-ci doit s'accommoder, surtout dans le sens du plus grand diamètre de l'ovoïde utérin.

Or, à la fin de la gestation, de même que pendant les premiers mois, il peut arriver que le liquide amniotique, en très-grande abondance, laisse le fœtus prendre toutes les attitudes possibles, il n'y a plus ni accommodation de forme, ni accommodation de direction, puisque le fœtus peut se mouvoir dans tous les sens, la poche des eaux peut se rompre à un moment où le siége est à la partie la plus déclive et le fixer ainsi.

On peut supposer encore que la paroi utérine étant flasque, comme elle l'est chez les multipares, la grosse extrémité de l'ovoïde fœtal a pu s'adapter au segment inférieur; l'accommodation de forme n'était pas nécessaire, elle ne s'est pas produite. Il en est de même quand le fœtus est de petit volume; l'extrémité pelvienne peut se placer soit en haut, soit en bas de l'ovoïde utérin.

Présentation de l'épaule. — Une souplesse extrême de la paroi utérine et de la paroi abdominale ne pouvant maintenir le fœtus dans une situation perpendiculaire au détroit supérieur, ou bien un obstacle s'opposant du côté du bassin à l'engagement de la tête et la forçant à glisser dans une des fosses iliaques, telles doivent être les deux principales causes de cette présentation dans les derniers mois de la grossesse. Dans les commencements de la gestation, la petitesse relative du fœtus et la grande quantité du liquide amniotique en sont la cause habituelle. On voit que dans les deux cas il n'y a ni accommodation de forme ni de direction, pas plus dans la cavité qu'au détroit supérieur.

Il faut tenir compte encore des malformations de l'utérus signalées par le professeur Herrgott et causes, d'après lui, des présentations de l'épaule que l'on observe dans plusieurs grossesses sucessives.

Nous avons attaché dans l'étiologie des présentations de la face, du siége et de l'épaule, une grande importance à l'assouplissement de la paroi utérine. La statistique confirme ce fait en prouvant que ces présentations sont plus communes chez les multipares que chez les primipares.

D'une statistique du docteur Pinard (1) il résulte que, sur 100.000 accouchements, 48.000 de primipares et 52.000 de multipares, il y a eu 3.301 présentations de siége se divisant ainsi :

---

(1) **Art. cité,** p. 505.

1.347 chez des primipares;
1.954 chez des multipares.

Mais tous ces accouchements ne se sont pas faits à terme. Si l'on tient compte de cette condition importante, on trouve :

Chez les primipares, la proportion de 1/154;
Chez les multipares, la proportion de 1/104.

Sur ces 100.000 accouchements, notre collègue a encore trouvé :

804 présentations de l'épaule, dont 454 à terme. .

Sur ces 454 femmes accouchées à terme, on trouve :

398 multipares, d'où la proportion 1/280;
56 primipares,   —   —   1/1785.

On peut voir dans ces deux statistiques la grande différence qui existe entre la primiparité et la multiparité, au point de vue de la bonne accommodation du fœtus dans la matrice et au détroit abdominal.

Le docteur Pinard attache de plus une grande importance à la résistance de la paroi abdominale; il s'exprime ainsi : « Il est bon que cette puissance d'accommodation, qui réside dans les muscles mêmes de la paroi abdominale, soit mise en jeu, ainsi qu'il résulte des recherches de Jeaucourt, qui, sans reconnaitre l'importance de ce facteur, avait cependant remarqué que les présentations, autres que celles du sommet, étaient plus fréquentes chez les femmes à profession sédentaire que chez les femmes qui sont obligées de mener une vie active. »

Nous avouons ne pas reconnaître non plus l'importance de ce facteur, comme nous l'avons déjà dit, pour que la souplesse de la paroi abdominale puisse entrer en ligne de compte dans la cause de la présentation comme dans celle de la position; il faut que le contenant immédiat, c'est-à-dire

la matrice, soit souple et déformée par des grossesses antérieures. Certainement nous ne méconnaissons pas l'influence de la profession et du genre de vie sur la présentation, mais nous l'expliquons d'une autre façon que notre
collègue. Tandis qu'il pense que la profession sédentaire peut
relâcher la paroi abdominale, nous estimons qu'elle exerce
d'abord son action sur l'état de l'utérus, comme sur les
autres organes qui s'étiolent. Ne faut-il pas ensuite tenir
compte des pressions de haut en bas que supporte continuellement la matrice quand une femme travaille assise ?
Au contraire, chez les femmes ordinairement debout,
prenant de l'exercice, vivant au grand air, se nourris-
sant bien, la matrice, comme toutes les autres parties de
l'organisme, est plus résistante, mieux portante, si je puis
m'exprimer ainsi, peut se developper librement et ne supporte pas tous les chocs qu'elle doit nécessairement éprouver chez la femme assise. Et cela est si vrai que, chez les
femmes à profession sédentaire, les mort-nés sont bien plus
fréquents que chez les autres, 1/20 pour les premières, 1/12
pour les femmes à profession active, d'après la statistique
de Jeaucourt (1); nous trouvons la raison de cette différence
dans l'état de l'organisme meilleur chez les unes que chez
les autres.

En résumé, pendant les six premiers mois de la grossesse,
le fœtus est mobile dans la cavité utérine parce qu'il est
trop petit pour cette cavité; il n'y a pas accommodation
de volume. A la fin de la gestation, le fœtus est relativement volumineux, il doit s'accommoder à la cavité dans
laquelle il est contenu.

Quand l'enfant se présente par le sommet il remplit
toutes les conditions d'accommodation. Les autres présentations proviennent d'un défaut d'accommodation.

L'accommodation régit encore la position et le parallé-

____

(1) Thèse de Paris, 1858, p. 15.

lisme de la tête au plan du détroit supérieur, ainsi que son engagement pendant la grossesse.

b) Grossesse gémellaire. — On observe que les accouchements gémellaires les plus nombreux sont ceux dans lesquels les enfants se sont présentés tous les deux par le sommet ; les deux extrémités les plus larges du fœtus sont encore dans la partie la plus évasée de la cavité.

Dans une statistique du professeur Depaul, sur 133 accouchements, les deux enfants se sont présentés tous deux par le sommet 52 fois.

On rencontre encore toutes les présentations combinées; aussi peut-on dire que les deux enfants glissent l'un sur l'autre, profitent des moindres espaces laissés vides, s'adaptent entre eux plutôt qu'à la matrice, ce qui, somme toute, rend l'accommodation difficile dans cette sorte de grossesse.

Du Bassin et du Fœtus.

C'est à travers le bassin, dans ce canal courbe, osseux, qui ne peut pas s'élargir, que doit passer à frottement plus ou moins marqué et s'accommoder un autre corps oblong, osseux aussi, mais qui peut diminuer légèrement de volume, la tête fœtale. Il faut, ce me semble, que nous connaissions très-exactement l'un et l'autre de ces corps avant d'entrer dans l'étude de leur adaptation.

DU BASSIN

Ce n'est pas une étude analytique des os du bassin que nous prétendons donner ici ; cette connaissance ne nous servirait pas beaucoup au point de vue où nous nous plaçons ; nous voulons envisager le bassin comme canal courbe et incliné sur l'horizon.

Le bassin présente des modifications notables dans sa longueur; il est étranglé en haut et en bas, et élargi dans la partie moyenne.

L'étranglement supérieur se nomme détroit supérieur, détroit abdominal, isthme du bassin, marge du bassin, tandis que l'inférieur s'appelle détroit inférieur, périnéal, petit détroit. La partie élargie est l'excavation pelvienne.

Pour se rendre un compte exact de la largeur de ces différentes parties du canal pelvien on a mené des lignes droites que l'on nomme des diamètres.

Voici un tableau comparatif de ces diamètres :

	D'avant en arrière.	Obliquement.	Transversalement.
Détroit supérieur.	0,11 cent.	0,12 cent.	6,135 m/m
Milieu de l'excavation. .	0,12 —	0,12 —	0,12 cent.
Détroit inférieur.	0,11 —	0,11 —	0,11 —

Mais, si nous voulons avoir des mesures encore plus exactes, nous emprunterons à Schrœder le résultat de ses mensurations très-exactes de cinquante bassins non pathologiques (1). Le voici, en moyenne :

	Diamètre droit	Diamètre transv.	Diamètre oblique droit.	Diamètre oblique gauche.	Diamètre sacro-cotil droit.	Diamètre sacro-cotil gauche.
Détroit supérieur. . .	10,97	13,41	12,69	12,59	8,71	8,86
Partie large du bassin.	12,63	12,41				
Détroit inférieur. . .		11,07				

Il ressort immédiatement de l'inspection rapide de ces

---

(1) Schrœder, *Manuel des acc.* Traduction Charpentier, p. 3.

deux tableaux que le diamètre transverse du bassin à l'état osseux est le plus grand au détroit abdominal, tandis qu'il est le plus petit au détroit périnéal, que les diamètres obliques sont plus grands en haut qu'en bas, et enfin que le sacro-pubien et le coccy-sous-pubien ont à peu près la même longueur. Quant aux diamètres de l'excavation, ils ont dans la région médiane à peu près 12 centimètres, mais la longueur de ces diamètres tend à se rapprocher de la longueur de ceux du détroit supérieur lorsque l'on monte, tandis qu'ils prennent peu à peu les mesures des diamètres du détroit inférieur lorsque l'on descend.

On peut donc comparer la forme du pelvis à un tronc de cône grossier dont la base aurait sa plus petite largeur d'avant en arrière et sa plus grande transversalement, et dont le sommet aurait la même largeur et la même longueur.

Il faut que nous fassions remarquer, comme Schrœder l'a fait et avant lui Schweighauser, que le diamètre oblique gauche est un peu plus grand que le droit, et qu'il en est de même pour la distance sacro-cotyloïdienne. Ces deux auteurs considèrent cette bien faible différence comme le résultat d'une pression plus fréquente et plus forte du tronc sur le membre inférieur du côté droit. Cette pression rapproche la cavité cotyloïde du côté droit du promontoire; et par suite la distance sacro-cotyloïdienne droite et le diamètre oblique droit sont un peu raccourcis. Ce n'est donc pas seulement la présence du rectum sur le diamètre oblique droit qui diminuera cette distance du détroit supérieur, il sera un peu plus court par lui-même.

Mais tout cela est bien changé à l'état frais.

Les muscles psoas descendent latéralement du grand bassin dans le petit bassin. Leur largeur est mesurée par la distance qui sépare la symphise sacro-iliaque de l'éminence ilio-pectinée. Ils changent donc la forme du détroit abdominal qui représente alors très-grossièrement un triangle à base antérieure curviligne et à sommet tronqué à l'angle sacro-vertébral. Le diamètre transverse perd ainsi un centimètre et demi, et quelquefois davantage, tandis que les diamètres obliques ne sont presque pas diminués. La distance la plus grande de cette nouvelle figure, après les diamètres obliques, serait une ligne droite qui couperait en avant l'intersection des psoas et des os du pelvis. Nous verrons plus tard comment MM. Tarnier et Chantreuil ont tiré parti de cette disposition au point de vue de l'engagement de la tête sur les diamètres obliques.

L'excavation n'est pas changée dans sa forme à l'état frais, car si les muscles obturateur interne et pyramidal diminuent les diamètres oblique et transverse de 0,05 millimètres, la vessie et le rectum enlèvent bien au moins autant au diamètre antéro-postérieur.

Le détroit inférieur est très-peu modifié par les parties molles à la hauteur où l'on est convenu de mesurer ses diamètres. Il n'a qu'un diamètre constant, le transverse, qui va d'une tubérosité ischiatique à l'autre ; le reste de son pourtour est limité par des parties molles plus ou moins extensibles, notamment par les grands ligaments sacro-sciatiques, qui augmentent par leur extension les diamètres obliques. Le diamètre coccy-sous-pubien est, lui surtout, très-agrandi par la rétropulsion du coccyx et peut gagner 125 millimètres.

D'où il résulte que, de haut en bas, dans le bassin à l'état frais, le pelvis s'élargit de plus en plus d'avant en arrière, qu'il diminue au contraire progressivement dans le sens transversal, et que la diminution ne se fait sentir pour les diamètres obliques qu'au détroit inférieur. Nous pouvons résumer ceci en disant : le diamètre le plus petit se trouve dans le sens antéro-postérieur en haut, tandis qu'il est transversalement placé en bas : les diamètres maximum et minimum des détroits se croisent à angle droit, ce qui fait que la partie fœtale devra se placer dans des directions différentes pour accomoder son plus petit diamètre d'avant en arrière au détroit abdominal, transversalement au détroit périnéal.

Enfin, la base inférieure du cône pelvien est non-seulement modifiée mais complétement tranformée par la présence du périnée qui constitue un plan presque horizontal, élastique et résistant, fermant l'ouverture inférieure du bassin. Les parties molles qui constituent cette cloison subissent, sous l'influence de la pression de la tête fœtale, une distension considérable après la rétropulsion du coccyx, se creusent en gouttière transversalement et se distendent en même temps d'arrière en avant en allongeant la paroi postérieure du canal pelvien, par conséquent le canal lui-même, et en continuant sa courbure comme nous allons le voir.

Paróis du bassin. — La hauteur des parois du bassin est très-inégale. Tandis qu'en arrière, du promontoire directement à la pointe du coccyx, on trouve 12 à 13, 5 cent. en avant, la symphise pubienne ne mesure que 4 cent.; latéralement, de la ligne innominée à la tubérosité ischiatique, on trouve 9, 5 cent. à 10 cent.

Il y a donc en arrière une longueur triple de l'antérieure : dans sa progression, la partie fœtale se trouve par conséquent en contact en arrière avec une surface d'accommodation trois fois plus longue qu'en avant; aussi la partie postérieure du fœtus se dégagera-t-elle la dernière.

Il faut, à propos des parois, que nous parlions de ce que l'on nomme, sur les parois latérales, plans inclinés du bassin.

Les parois latérales vont de l'éminence iléo-pectinée à la symphise sacro-iliaque. On peut diviser cet espace par un plan passant verticalement par la base des épines sciatiques et l'on a ainsi une surface antéro-latérale et une autre postéro-latérale. La surface antéro-latérale a été nommée : plan incliné antérieur qui regarde en arrière,

en dedans et en haut. Il est incliné de telle sorte de haut
en bas que transversalement l'excavation est plus étendue
à la partie supérieure qu'à la partie inférieure. Ce plan est
osseux, répond à la partie postérieure de la cavité cotyloïde et à la face interne du corps de l'ischion. La surface
postéro-latérale ou plan incliné postérieur regarde en avant,
en dedans et en haut. Il offre une obliquité en sens inverse
de l'inclinaison du plan antérieur et, à l'inverse du premier,
se trouve constitué par des parties molles — la face antérieure du grand et du petit ligament sciatiques, les trous
sciatiques et les muscles qui les traversent.

Nous verrons plus tard le rôle que l'on a attribué autrefois à la direction de ces plans dans l'accommodation de
la tête aux diamètres du détroit inférieur.

Inclinaison du bassin et direction de l'excavation.
— Comme nous l'avons déjà indiqué, le pelvis a la forme
grossière d'un cône creux et tronqué dont la paroi postérieure, sans même tenir compte de sa courbure, est trois
fois plus longue que l'antérieure, de sorte que les deux
bases sont fortement inclinées l'une vers l'autre en avant.

Nœgèle l'ancien avait établi que chez la femme, dans
la station verticale, la base supérieure ou plan du détroit
abdominal rencontre une ligne horizontale sous un angle
de 59 à 60°. Hermann Meyer (1), dans des recherches bien
plus modernes, a trouvé que cet angle était en moyenne
de 54°, 5. Il a démontré que cette inclinaison est très-
variable dans la station verticale pour un même individu,
car elle change suivant l'abduction ou la rotation des
fémurs.

L'autre base du cône pelvien ou plan du détroit inférieur est ordinairement un peu oblique en bas et en avant

-----

(1) *Archiv. fur. Anat. und phys.*, 1861, p. 137.

et fait avec une horizontale un angle de 10 à 11°, de sorte que l'inclinaison réciproque des deux détroits est de 54,5 — 10,5 = 44°.

Si nous faisons passer par le centre de ces plans des lignes qui leur seront perpendiculaires, nous aurons les axes des détroits supérieur et inférieur.

L'axe du détroit supérieur est oblique de haut en bas et d'avant en arrière ; il représente à peu près la direction d'une ligne qui, de l'ombilic, irait à la dernière pièce coccygienne. Ce sera donc la direction de cette ligne que devra suivre la partie fœtale pour sa meilleure adaptation lors de sa pénétration dans le petit bassin. En haut, depuis le promontoire jusqu'au niveau de la soudure de la deuxième et de la troisième vertèbre sacrée, cette ligne reste à peu près à égale distance des parois antérieure et postérieure du bassin ; cette ligne sera donc encore suivie par le centre de la partie fœtale au commencement de sa progression à travers le pelvis. A partir de la troisième vertèbre sacrée, l'axe du plan du détroit abdominal se rapprochant trop de la paroi postérieure, le centre de figure du mobile la quittera pour suivre l'axe du détroit inférieur qui est légèrement oblique de haut en bas et d'avant en arrière, presque vertical et qui coupe l'axe du détroit supérieur en faisant avec lui un angle obtus vers le milieu de l'excavation.

Je viens de dire que le centre de figure du mobile suivra à peu près l'axe du détroit inférieur à partir de la troisième vertèbre sacrée ; pour être tout à fait exact, il faut diviser les parois de l'excavation en un même nombre de parties égales et réunir ces divisions par des lignes droites sur lesquelles on abaisse des perpendiculaires en un point également éloigné des parois. On a ainsi une ligne brisée, ligne centrale de l'excavation, dont la courbure générale représente l'axe du pelvis, quoique cette expression soit peu rigoureuse.

Dans le decubitus dorsal, la direction des plans bascule

et participe à la nouvelle attitude du corps. Le plan du détroit supérieur, au lieu d'être dirigé de haut en bas et d'arrière en avant, l'est de haut en bas et d'avant en arrière; son axe prend par conséquent la même direction. Le plan du détroit inférieur est maintenant incliné de haut en bas et d'avant en arrière, et son axe qui se dirigeait presque directement en bas se dirige dans la station couchée presque directement en avant.

Tels sont les axes du bassin à l'état osseux ; leur direction varie bien peu lorsque le pelvis est recouvert par les parties molles qui, nous l'avons dit, n'apportent pas grandes modifications. Mais dans sa distension successive, le périnée forme une série d'ouvertures dont la direction des plans et des axes s'éloigne peu à peu et de plus en plus de celle du détroit inférieur : les plans offrent une convergence plus marquée que celle des plans du conduit osseux.

MOBILE OU CORPS QUI DOIT TRAVERSER LE BASSIN

A terme, il est constitué par le fœtus. Dans son passage à travers le pelvis, le fœtus présente aux divers diamètres du bassin des parties bien étroites, mobiles et flexibles comme les membres inférieurs ; mais il présente aussi des parties plus volumineuses et plus résistantes dont il importe de connaître la forme, le volume et les dimensions. Des trois parties les plus volumineuses du fœtus, la tête, qui, à cause de son volume et de son peu de réductibilité, peut amener un obstacle à l'accouchement, doit être étudiée avec d'autant plus de soin qu'il est indispensable de connaître ses dimensions pour comprendre son adaptation à celles de l'excavation pelvienne.

La tête du fœtus a la forme d'un corps oblong, d'un ovoïde

irrégulier dont la grosse extrémité est tournée en arrière du côté de l'occiput. C'est de cette forme oblongue que viennent toutes les difficultés de l'accouchement, car si la tête fœtale était sphérique, ses rapports avec le pubis seraient sans aucune importance. On a fait passer à travers cet ovoïde des lignes destinées à mesurer les distances antéro-postérieures et transversales, on les nomme des diamètres. Nous n'avons besoin de connaître que ceux de ces diamètres qui se trouvent en contact avec les diamètres du bassin pendant l'accouchement. Ils sont au nombre de sept.

Dans sa thèse inaugurale, notre collègue, le docteur Budin, a très-bien fait ressortir la confusion qui règne dans les auteurs au sujet des points exacts de départ et d'arrivée des diamètres de la tête fœtale, ce qui fait varier leur longueur (1). Le plus grand diamètre de la tête est, d'après lui, un diamètre sus-occipito-mentonnier qui s'étend du menton à la suture sagittale se terminant en un lieu qui varie entre la pointe de l'occiput et la fontanelle antérieure; aussi appelle-t-il ce diamètre *le maximum*. Nous avons pris la moyenne des longueurs de cette ligne dans les 57 observations du docteur Budin; on peut donner 12 c., 94 comme la mesure de ce diamètre.

Nous allons encore emprunter à la thèse de notre collègue les points de départ et d'arrivée des diamètres de la tête fœtale, car les repères adoptés sont faciles à retrouver et par conséquent les mesures bien plus justes.

A chacun de ces diamètres correspond une circonférence de même nom, limitant le segment du crâne compris entre les deux extrémités de ce diamètre. Elles expriment aussi les rapports du crâne avec le bassin d'une manière certaine.

La tête doit être considérée : 1° dans son état de demi-

---

(1) Thèse de Paris, 1876. *De la Tête du fœtus au point de vue de l'obstétrique.*

flexion ; 2° dans son état de complément de flexion ; 3° dans sa demi-extension ; 4° dans son extension complète.

1° *Demi-flexion.* — Dans cet état, la tête présente au détroit supérieur sa circonférence occipito-frontale, dont les deux principaux diamètres sont :

a) Le diamètre occipito-frontal qui va de la pointe de l'occiput à la racine du nez : 11,42.

b) Le bi-pariétal, ou diamètre transverse maximum postérieur, d'une bosse pariétale à l'autre : 9,23.

2° *Flexion complète.* — Dans la flexion complète de la tête, c'est la circonférence sous-occipito-bregmatique qui se présente ; ses deux diamètres principaux sont :

a) Le sous-occipito-bregmatique, qui va du point de rencontre de l'occipital et de la nuque au milieu de la grande fontanelle, au niveau du point où se croiseraient la suture sagittale et la suture fronto-pariétale. Il mesure 9,73 en moyenne.

b) Le bi-pariétal, dont nous avons parlé.

3° *Demi-extension.* — La tête incomplétement étendue présente la circonférence mento-bregmatique dont les deux diamètres sont :

a) Le mento-bregmatique, qui va de la pointe du menton à la partie antérieure du bregma : 10.

b) Le diamètre bi-temporal ou diamètre transverse, minimum, qui s'étend de la naissance de la suture pariéto-frontale d'un côté à la suture pariéto-frontale du côté opposé : 7,95.

4° *Extension complète.* — Dans cette situation, c'est la circonférence sous mento-frontale qui se trouve en rapport avec le détroit supérieur. Les principaux diamètres sont :

á) Le diamètre sous mento-frontal, qui va de la partie inférieure du menton à la partie supérieure du front : 10.

b) Le diamètre bi-temporal que nous connaissons.

Il faut encore que nous indiquions les mesures de diamètres dont nous parlerons souvent :

Le diamètre occipito-mentonnier va, d'après Budin, de la pointe de l'occiput au menton ; il a en moyenne 12 c. 64 de longueur.

Le diamètre bi-mastoïdien s'étend d'une apophyse mastoïde à l'autre : 7,61.

Afin que l'on saisisse mieux l'adaptation, les rapports des diamètres du crâne fœtal avec ceux du bassin de la mère, nous réunissons leurs principales dimensions dans le tableau suivant :

Bassin de la mère.

Diamètres antéro-postérieurs.	Diamètres transverses.	Diamètres obliques.	Distances.
Détroit supérieur 10,97	13,41	12,60	Sacro-cotyloïde 8,77.
Excavation 12,63.	12,41		De la pointe du coccyx à la tub. sciatique 7.
Détroit inférieur. . .	11,07		

Tête du fœtus.

Diamètres antéro-postérieurs.	Diamètres transverses.	Diamètres verticaux.
Occipito - mentonnier maximum de Budin 12,94. Occipito-frontal 11,42. Sous-occipito-bregmatique 9,73.	Bi-pariétal : 9,23. Bi-temporal : 7,95. Bi-malaire : 7,2.	Mento-bregmatique : 11. Mento-frontal : 10.

L'accommodation du contenu dans la cavité du contenant découle de cette comparaison des diamètres de la tête fœtale avec ceux du pelvis. Il s'ensuit en effet que les diamètres du crâne du fœtus sont inférieurs à ceux de la mère, excepté l'occipito-mentounier. Ce diamètre ne peut, par conséquent, s'adapter à aucun de ceux du bassin à l'état frais ; il doit donc franchir obliquement l'excavation pulvienne, de telle sorte qu'une de ses extrémités, l'antérieure, soit la plus déclive.

Nous étudierons plus loin les autres résultats.

AXES DE LA TÊTE FOETALE. — Nous regardons comme axe transversal le diamètre bi-pariétal, et comme axe longitudinal le diamètre occipito-mentonnier puisque, étant trop grand pour l'excavation, il doit toujours la traverser plus ou moins obliquement en longueur.

ETENDUE DES MOUVEMENTS DU CRANE. — La tête fœtale exécute sur la tige rachidienne des mouvements nombreux et étendus. L'articulation occipito-atloïdienne est une articulation très-serrée, qui ne permet que des mouvements de flexion et d'extension, mais ils sont chez les fœtus très-étendus : la tête peut être complétement renversée et la face tournée directement en haut, sans que le fœtus souffre de cette situation. Au-dessous se trouve l'articulation atloïdo-axoïdienne, qui ne permet au contraire que des mouvements de rotation limités à un quart de cercle. On ne doit donc pas, quand le tronc est fixé, exagérer la rotation de la tête, car il en résulterait une luxation ou une compression de la moëlle. Dans l'accouchement normal, comme le dit avec juste raison Hubert de Louvain (1), ce mouvement de pivot se combinant avec celui de descente, constitue en réalité un mouvement spiral.

Enfin la tête fœtale peut s'incliner latéralement, et quoique cette inclinaison soit moins étendue que le mouvement de flexion, la tête peut être abaissée sur une épaule sans lésion pour le fœtus.

Réductibilité de la tête fœtale. — Il est une autre propriété de la tête fœtale : c'est celle de pouvoir diminuer un peu de volume pour s'adapter aux dimensions du détroit supérieur. Cette réductibilité peut se faire quelquefois sous l'influence de la contraction utérine, quand l'écart entre les deux parties est peu considérable ; elle est obtenue le plus souvent par l'emploi du forceps ou les tractions exercées sur le corps du fœtus après que la version a été opérée.

2. Le tronc, surtout dans sa partie supérieure, est, après l'extrémité céphalique, la partie la plus volumineuse du fœtus ; mais, comme elle est formée de tissus beaucoup plus souples, elle est bien plus réductible.

Le diamètre bi-acromial va d'une épaule à l'autre, il mesure, en moyenne, 121 millimètres. Il peut être comprimé au point de ne plus avoir que 9 centimètres, 23, c'est-à-dire la longueur du diamètre bi-pariétal, mais cette compression ne s'observe jamais à ce degré dans l'accou-

____

(1) *Des Phénomènes mécaniques de l'acc.*, p. 108.

chement normal ; aussi est-ce ce diamètre qui s'adapte au plus grand du détroit inférieur.

Le diamètre antéro-postérieur ou sterno-dorsal a, sans compression, la même mesure que le bi-pariétal, 9,23. C'est lui aussi qui remplacera ce diamètre de la tête dans les situations qu'il occupait.

A cause de son développement imparfait et de la laxité de ses ligaments, la colonne vertébrale s'infléchit dans tous les sens, de telle façon que le tronc peut s'accommoder aux diverses courbures du bassin.

3. L'extrémité pelvienne est encore plus réductible que les parties supérieures du tronc. On trouve très-souvent fléchis et rassemblés au-devant du bassin les membres inférieurs ; un diamètre qui irait de la partie postérieure du sacrum à la partie antérieure des cuisses du diamètre sacro-tibial, aurait en moyenne 10 centimètres. D'une crête iliaque à l'autre on trouve 80 millimètres, tandis que la distance inter-trochantérienne est de 90 millimètres.

II. — Accommodation pendant le travail de l'accouchement.

Nous n'avons pas la prétention, dans ce travail rapide, d'étudier le mécanisme de l'accouchement et la contraction utérine : la force sous l'influence de laquelle se font les principaux mouvements du fœtus à travers le bassin ; ce serait nous étendre beaucoup trop et sortir peut-être de notre sujet. Nous nous proposons d'étudier seulement le mode et la cause de contiguïté, d'adaptation du contenu mobile au contenant qui ne change pas ; mais il nous semble que nous devons cependant connaître la direction et le point d action de la force qui pourra produire des effets différents, suivant la situation antérieure ou postérieure de telle ou telle région du fœtus.

I. — De la force qui produit l'accommodation du fœtus au bassin.

La puissance en obstétrique provient surtout de la contraction utérine, elle est intermittente; la contraction des muscles abdominaux ne se manifeste qu'en second lieu et ne contribue pas d'une façon essentielle à l'acte de la parturition. La tension des muscles de l'abdomen nous paraît aider pour beaucoup à maintenir l'utérus dans sa situation et sa direction premières lors de la période d'expulsion.

Nous n'étudierons pas la force en elle-même, mais au point de vue de sa direction et de son point d'action.

a) La résultante des forces qui concourent à l'accouchement se transmet toujours dans la direction de l'axe de l'utérus; elle ne suit pas les courbures du rachis et ne s'exerce pas selon la direction de la partie de la colonne vertébrale qui correspond au cou.

Tous les auteurs n'admettent pas cela. Cazeaux, après l'avoir admis, nous paraît se contredire plus tard. Voici ce qu'il dit d'abord (1) : « La somme des contractions utérines peut être représentée comme s'exerçant suivant la direction de l'axe du détroit supérieur. »

Plus loin il ajoute : « Dans la position droite postérieure de la tête, cette tête ou plutôt son extrémité occipitale est poussée par deux forces dont l'une, la contraction utérine, agit sur elle de haut en bas, d'avant en arrière, et un peu de gauche à droite. » Ce qui est contraire à la direction de l'axe de la matrice qui, à cause de l'obliquité droite ordinaire, est ordinairement aussi dirigé légèrement de haut en bas et de droite à gauche.

La manière de voir de Cazeaux sur la transmission de la

---

(1) *Traité d'acc.*, 9ᵉ édit. 1874, p. 378.

force par les courbures du rachis est formulée d'une façon plus explicite, page 322 : « Je veux parler du mode de transmission des contractions utérines. Lorsque, en effet, l'occiput est en avant, remarquez que la contraction utérine transmise à l'occiput par le rachis, arrive jusqu'à lui presque en ligne droite, tandis que, lorsque l'occiput reste en arrière jusqu'à la fin du travail, par suite de la flexion exagérée de la tête sur la poitrine la contraction, toujours transmise à l'occiput par le rachis, n'arrive jusqu'à lui qu'en décrivant une courbe très-prononcée. »

Comme se le demande Hubert (1), et nous sommes parfaitement de son avis, « la contraction utérine peut-elle décrire une courbe ?

« Non, c'est une force qui s'exerce toujours en ligne droite et qui sollicite constamment le mobile, dans une direction parallèle à la sienne. »

L'utérus enserre de tous côtés l'ovoïde fœtal pendant la contraction utérine et exerce sur lui de tous côtés des pressions à peu près égales. Les actions transversales, en sens contraire, se neutralisent au centre de l'ovoïde, tandis que l'action perpendiculaire, l'effort utérin de bas en haut, ne trouvant pas de résistance en bas quand la dilatation est complète, ou très-peu quand il n'y en a pas, reste seule efficace et ne peut se transmettre qu'en ligne droite.

Si le mobile change de direction, c'est qu'il y a intervention d'autres éléments dont nous aurons à parler plus tard. La puissance ne peut changer dans sa direction que lorsque l'axe utérin, qui est dirigé de haut en bas, d'avant en arrière, et un peu de droite à gauche, changera lui-même ; or, comme cet axe ne change pas de direction pendant le cours du travail, la direction de la force utérine ne changera pas et se transmettra de haut en bas, d'avant en arrière et de droite à gauche.

---

(1) Loc. cit. p. 90.

Aussi nous est-il impossible d'admettre les changements de direction de la force qu'admet Cazeaux. La position de la femme ne change pas la direction de l'utérus, la violence des contractions ne peut pas non plus entrer ici en ligne de compte.

Voici, du reste, ce que dit Cazeaux (1) : « Or, quelle est, après tout, la direction de la force utérine ? Tout le monde sait qu'elle varie à chaque instant : suivant la position de la femme, suivant la violence des contractions, la matrice peut se trouver successivement dans une des trois positions indiquées relativement au plan résistant. Si elle est perpendiculaire, efforts perdus. Si elle est oblique d'avant en arrière, contractions inutiles ; elles ne seront vraiment efficaces que lorsqu'elles agiront sur le menton de haut en bas et d'arrière en avant. Loin de moi la pensée de placer dans l'utérus une force intelligente. C'est en tâtonnant, pour ainsi dire, qu'il prend une direction convenable, et, une fois l'impulsion donnée, la force devient de plus en plus oblique et par conséquent de plus en plus active. Ce sont ces tâtonnements, qu'on me pardonne le mot, qui rendent quelquefois ce mouvement de rotation si difficile et si lent à parcourir. »

b.) *L'axe de l'utérus se confond avec l'axe du détroit supérieur.* Cette opinion a été et est encore celle de la plupart des accoucheurs. Cependant dans ces derniers temps Schatz (2) surtout et Schultze (3) ont tâché de démontrer que l'axe de l'utérus, contracté ou non, est incliné en arrière de l'axe du détroit supérieur de telle façon qu'il forme avec lui un angle ouvert en haut de dix degrés environ.

On n'a pas encore trouvé les moyens de déterminer avec certitude l'axe des forces qui provoquent l'expulsion des

---

(1) Op. cit. p. 332.
(2) Der Geburtmechanismus der Kopfendlagen, p. 35.
(3) Unters. ub. den Wechsel der Lage u. Stell, d. Kindes 1868.

fœtus; ceux que Schatz a employés ne sont pas à l'abri de la critique.

Nous ne pouvons mieux faire qu'exposer les raisons données par Matthews Duncan (1) pour confirmer l'opinion généralement admise. D'après Duncan, si l'axe de l'utérus était incliné en arrière de l'axe du détroit supérieur on serait conduit à admettre, comme Smellie le faisait, que dans les occipito-iliaque gauche antérieure c'est le côté gauche du crâne qui s'offre au détroit supérieur tout à fait au début du travail. Nœgele a commis une erreur opposée. Il admet une obliquité antérieure, de telle sorte que dans la même première position du sommet c'est l'oreille droite qui s'offre au vide du bassin; comme le dit Duncan, le grand argument contre cette assertion, et le seul en réalité qui ait un caractère décisif, est que cette description n'est pas une exacte description de ce qui existe. Enfin, d'après l'accoucheur Ecossais, ce serait une nouvelle courbure qui serait ajoutée au niveau de l'angle sacro-vertébral, courbure qui ferait naître des difficultés non-seulement pour le passage de la tête, mais pendant toute la durée de l'accouchement. Le fœtus devrait se mouler en S renversée.

Nous pouvons dire à notre tour que, si l'obliquité postérieure de Schatz existait, la tête irait buter par son sommet sur une partie de la symphise pubienne, plus ou moins rapprochée du détroit supérieur, et que les mouvements de rotation et d'accommodation au détroit inférieur seraient rendus très-difficiles, puisque la résistance viendrait d'une région presque complétement inférieure dans la station verticale et presque tout à fait supérieure dans la station couchée. »

Mais nous n'avons pas à insister maintenant sur un point déjà discuté.

---

(1) *Mécanisme de l'acc.*, trad. Budin, p. 46.

c.) *L'axe de l'ovoïde fœtal est le même que celui de l'utérus.* Avant la rupture de la poche des eaux l'œuf représente un corps un peu dépressible qui est moulé sur la forme de la matrice dans les différentes états de celle-ci; le corps subit par conséquent l'action de la résultante de l'effort utérin dans la direction de son axe.

Quand l'eau de l'amnios s'est écoulée, sous l'influence de la contraction, la matrice allonge le fœtus de haut en bas, le resserre transversalement, le pelotonne sur lui-même, de telle façon que le mobile est fixé, qu'il forme un tout solide sur l'axe duquel la résultante des forces utérines devra porter pour son expulsion. Comme la résultante des forces utérines se transmet dans la direction de l'axe de l'utérus, il en résulte que l'axe de l'ovoïde fœtal et celui de l'utérus ont la même direction, même lorsqu'il n'y a plus de liquide lans la cavité utérine.

Or, l'axe de l'ovoïde fœtal, dans les présentations du sommet, se termine inférieurement, dans la flexion et l'extension complètes ou incomplètes, par l'axe longitudinal du crâne qui passe tout près du trou occipital; par conséquent l'effort utérin, se transmettant dans la direction de l'axe de l'ovoïde fœtal, ne passera pas loin du trou occipital.

Nous pouvons donc avancer finalement que l'effort utérin se transmet dans les présentations du sommet, suivant l'axe de l'ovoïde fœtal et aboutit au trou occipital, ou tout au moins dans une région qui est sensiblement rapprochée.

Dans les présentations du siége la force se transmettra bien suivant l'axe du fœtus pelotonné sur lui-même; mais son point d'appui supérieur se prendra sur une partie bien plus étroite que dans les présentations du sommet, où la grosse extrémité de l'ovoïde était en haut; l'action verticale de haut en bas de la force sera par conséquent plus faible.

De plus, comme la partie fœtale en présentation est complexe, elle ne subira pas l'effort de la contraction, comme

le corps solide et fixe que représente la tête fléchie complétement. Mais il faut dire tout de suite que cette action
moindre de la puissance est compensée par le tassement
des parties molles de l'extrémité pelvienne, qui fait que ses
diamètres deviennent beaucoup plus petits que ceux de
l'extrémité céphalique.

Dans les présentations transversales la force sera encore
transmise par la résultante des forces utérines sur l'axe
vertical du fœtus complétement fléchi sur son plan latéral,
c'est-à-dire sur son petit axe. Mais dans ces présentations
cette force déjà plus petite, puisqu'elle vient du petit axe,
sera complétement détruite par la résistance trop forte, le
défaut d'accommodation au détroit supérieur.

II. — Mouvements effectués par le fœtus pendant le
travail de l'accouchement pour son accommodation dans
le pelvis.

1° Présentation du sommet

La tête est située au-dessus du détroit supérieur; il faut,
pour traverser la filière pelvienne, qu'elle exécute des mouvements d'accommodation de trois ordres :

1° Elle doit accommoder ses grands diamètres aux grands
diamètres des détroits et, par conséquent, exécuter dans
l'excavation un mouvement de rotation sur son axe longitudinal.

2° Elle doit accommoder sa direction à la direction curviligne de l'axe du bassin, en allant de haut en bas et d'avant
en arrière, dans la partie supérieure, de haut en bas et
d'arrière en avant dans la partie inférieure. Ce mouvement s'exécute par rotation sur l'axe transversal de la tête.

3° Elle doit enfin s'accommoder à la direction des parties
molles qui font suite au pelvis, pour les traverser et se dé-

gager. Il faut donc qu'elle exécute des mouvements de déflexion et de flexion sur son axe transversal.

Nous allons suivre, pour la description de ces divers mouvements que le fœtus exécute dans l'excavation pelvienne, la division en cinq temps, acceptée par tous les auteurs.

De ces cinq temps ou mouvements, les quatre premiers s'appliquent, d'après les accoucheurs, à la première partie fœtale, c'est-à-dire à la partie primitivement en rapport avec le détroit supérieur; mais il ne faut pas oublier que la région fœtale logée encore dans la cavité utérine exécute elle aussi en même temps des mouvements.

L'autre temps ou les deux autres, si l'on veut en décrire un sixième, comme M. Tarnier, ont toujours été décrits comme s'appliquant à la seconde comme à la première partie fœtale.

Dans l'étude de ces mouvements de la partie fœtale provoqués par la force à direction toujours la même de haut en bas, d'avant en arrière et un peu de droite à gauche, nous considérerons surtout l'accommodation du contenu au contenant.

1º ACCOMMODATION PENDANT LE PREMIER TEMPS DE L'ACCOUCHEMENT. — Le premier temps de la parturition dans toutes les présentations est un temps nommé d'amoindrissement des parties.

Si ce temps s'exécute, ce n'est pas qu'il soit nécessaire; car la partie fœtale, surtout dans la présentation du sommet, se présente par des diamètres moins longs que ceux qui leur correspondent au détroit supérieur (1). Nous trouvons la preuve de ce fait dans le moment où ce temps

---

(1) La tête se présente avant d'être fléchie par la circonférence occipito-frontale dont les deux diamètres antéro-postérieur et transverse ont le premier 11, 42; le second 9, 23 tandis que ceux du détroit supérieur ont 12, 60 et 11.

s'accomplit, moment qui peut être variable avant l'accouchement ou au commencement du travail, et qui dépendra de l'endroit où la tête rencontrera le plus léger obstacle à sa progression soit au détroit supérieur soit au périnée. De telle sorte que ce temps, décrit ordinairement comme se faisant le premier, peut n'être que le second, lorsque, l'engagement se faisant sans complément de flexion, ce mouvement de flexion complète ne se prononce que sur le périnée.

Remarquons d'un côté que la tête représente un corps arrondi, lisse et lubrifié, articulé sur une tige mobile de manière à pouvoir exécuter avec la plus grande facilité des mouvements assez étendus. L'accommodation sera beaucoup aidée par cette disposition qui favorise le déplacement par glissement de la tête sur le moindre obstacle qui peut se présenter.

D'un autre côté, l'axe de la puissance passe par le trou occipital qui divise la base du crâne en deux bras de levier inégaux : un antérieur plus long et aussi plus résistant, un postérieur plus court et partant plus faible. Ce sera sur ce dernier bras de levier que la puissance agira en refoulant l'occiput dans le pelvis et en faisant remonter par conséquent le menton contre la paroi thoracique antérieure avec laquelle il se mettra en contact intime. Le même mouvement de descente de l'occiput se produira dans les positions antérieures comme dans les postérieures, car dans les deux cas le bras de levier antérieur sera plus long et le front un peu plus haut.

Dans les cas où ce temps s'accomplit au détroit supérieur, voici comment les choses se passent. La contraction utérine presse de toutes parts l'ovoïde fœtal qui s'allonge verticalement, tandis qu'il se rétrécit latéralement; à cause de la résistance supérieure le fœtus est ainsi refoulé vers le détroit supérieur où il se trouve arrêté par le segment inférieur de la matrice plus ou moins ouvert. La tête est en contact avec cette partie rétrécie du pelvis par l'occipito-frontal, mais de telle façon que la bosse frontale est toujours un peu plus haute que l'occipitale à cause du léger degré de flexion de la tête. L'obstacle provient donc de ce segment de l'utérus et non pas du pourtour du bassin qui à l'état normal est plus grand. Ce sera par conséquent à la suite du glissement d'un corps arrondi et lubriflé sur le segment inférieur de la matrice arrondi et lubriflé aussi, sous l'influence de la contraction utérine qui presse de haut en bas et d'avant en arrière, que finalement l'occipito-frontal fera place au sous-occipito-bregmatique.

On pourrait ici faire intervenir l'influence de la forme du col, si on admettait les théories de Lott (1), de Bandl et de Muller. On sait, en effet, que ces auteurs attribuent au col un état tout particulier d'allongement et d'évasement que Braune a cherché à démontrer par des planches représentant des sections faites sur des cadavres gelés. Ces théories n'étant pas admises en France, et à juste titre croyons-nous, nous ne les signalons que pour mémoire.

Si la tête a franchi le détroit supérieur sans se fléchir tout à fait, c'est sur le périnée que le complément de flexion se fera. La résistance proviendra de ce plan lubriflé qui arrêtera la tête dans sa progression en bas et en arrière, et la forcera à se fléchir encore tout à fait.

L'accommodation aura gagné dans les deux cas. Dans le premier, la tête se présentant maintenant au détroit supérieur par le sous-occipito bregmatique, plus petit que l'occipito-frontal, traversera cette partie rétrécie du bassin beaucoup plus facilement. De plus, l'axe de la tête ainsi fléchie se confondra avec l'occipito-mentonnier (longueur la plus grande de la tête), qui n'aurait pas pu s'engager dans le sens transversal. Dans le second cas, la tête pouvait facilement traverser le détroit supérieur. La dilatation

---

(1) *Z. Anat. u. Phys. d. cervix uteri.* Erlangen, 1872.

du col s'est faite très-vite ; l'obstacle venant du segment inférieur de la matrice n'a pas persisté, l'accommodation de l'occipito-frontal au pourtour du détroit supérieur a laissé passer la tête, puisque, nous le répétons, les diamètres de la tête sont plus petits que ceux du détroit. Mais le plan périnéal arrête bientôt la tête qui est arrivée jusqu'à lui sans se fléchir complétement, et l'oblige à faire ce mouvement, car le crâne ne peut traverser le canal courbe du pelvis que par une extrémité de son grand diamètre, l'occipito-mentonnier.

On voit par là que, dans les deux cas, il y a meilleure accommodation de diamètres et de direction.

Ce changement de situation de la tête en haut ou en bas se fera donc à la suite d'un mouvement de rotation sur l'axe transverse produit par l'action de la force sur le plus petit bras de levier de la base du crâne, et cela parce que la tête sera mieux accommodée ainsi au détroit supérieur.

2° ACCOMMODATION PENDANT LE SECOND TEMPS. — Ce temps est appelé par la plupart des auteurs temps d'engagement. Nous avons montré déjà comment il peut devenir le premier lorsque le temps de flexion ne s'accomplit que sur le plancher du bassin, alors que l'engagement est déjà terminé. Ceci nous amène à dire en quoi consiste l'engagement. C'est, pour la plupart des auteurs, la progression de la tête jusqu'au détroit inférieur. Pour M. Pajot (1), « le second temps est caractérisé par la marche progressive de la tête depuis le détroit supérieur jusqu'à son expulsion au-dehors des parties maternelles ». Pour nous, nous limiterons l'engagement au point de rencontre de la tête avec le périnée, à ce moment d'hésitation et de tâtonnement que la tête éprouve au moment de son changement de direc-

---

(1) *Dict. encyclopédique,* t. I, p. 382.

tion; et nous réserverons le mot de dégagement au passage
de la tête à travers le détroit inférieur et les parties molles
qui lui font suite.

Si la tête, descendant à travers l'excavation, avait à parcourir un canal cylindrique à parois égales, elle garderait
sa première position d'inclinaison sur le détroit supérieur;
mais il n'en est pas ainsi : la paroi antérieure est très-
courbe et presque plane, tandis que la postérieure est longue et courte; de plus, la tête parcourt dans le même temps
les deux surfaces de façon à venir se mettre à peu près
d'aplomb au détroit inférieur. Il ressort immédiatement
de ceci, que le temps d'engagement consiste dans une
progression en bas et en arrière suivant la direction de
l'axe du détroit supérieur, qui est le même que celui de la
partie supérieure de l'excavation, comme nous l'avons démontré, et en même temps en un mouvement de rotation
sur la bosse pariétale antérieure et sur l'axe transverse.

Voici ce que dit Cazeaux : « Le mouvement de descente
n'est complet que lorsque la circonférence occipito-breg-
matique est à peu près parallèle au plan du détroit inférieur, c'est-à-dire que les deux bosses pariétales sont arrivées au niveau de ce détroit. Or, il est évident que, pour arriver à ce point, la bosse pariétale gauche, qui se trouvait
en arrière, avait à parcourir toute la face antérieure du sacrum; tandis que la bosse pariétale antérieure n'avait à
franchir qu'un espace beaucoup moindre : la première a
donc dû décrire un arc de cercle beaucoup plus étendu que
la seconde. On aura une idée très-exacte du mouvement
que la tête du fœtus exécute en descendant, en imaginant
que l'extrémité antérieure du diamètre bi-pariétal est presque immobile en avant et à droite, tandis que son extrémité postérieure descend rapidement et parcourt tout le
plan postérieur de l'excavation. »

En d'autres termes, pour Cazeaux, un plan passant par le
diamètre bi-pariétal traversera l'excavation en se plaçant

d'une façon toujours parallèle aux diamètres successifs de l'excavation.

Joulin et les accoucheurs français admettent cette marche rotative de la tête à travers le pelvis.

Aussi nous nous étonnons beaucoup que M. Duncan (1) puisse dire : « Il y a très-peu d'auteurs qui aient accordé une attention spéciale à la situation exacte que présente la tête du fœtus pendant sa marche à travers l'excavation du bassin. Ceux qui l'ont décrite sont, à l'exception de Kueneke, autant que je sache, d'avis que la tête descend obliquement, tout au moins dans la dernière partie de sa course... On croit généralement que, quand la tête commence à quitter la direction de l'axe du détroit supérieur, quand elle commence à se diriger en avant, elle avance obliquement et que le point qui est le plus bas n'est pas situé sur la ligne médiane, mais sur l'un des pariétaux. La doctrine de Kueneke implique, au contraire, que le point qui descend le premier dans cette partie de la marche de la tête est situé sur la suture sagittale. »

On voit au contraire, du moins à ce qu'il nous semble, que ce que dit Kueneke est ce qu'avait dit autrefois Cazeaux ; seulement l'auteur allemand lui donne le nom de mouvement synclitique.

Voyons, du reste, ce que dit Duncan (2) : « Regardons l'excavation pelvienne qui représente un canal courbe à concavité dirigée en avant vers la symphise pubienne, comme divisée par un grand nombre de plans transversaux que la tête aura à parcourir l'un après l'autre ; comme ces plans divergent dans la direction du sacrum, la tête exécute au niveau de chaque plan successif un mouvement tournant, mouvement en vertu duquel elle se trouve tou-

---

(1) M. Duncan. Trad. Budin, p. 205.
(2) Loc. cit. p. 207, ou bien Kueneke. *Vier Factoren der Geburt.* Berlin, 1869. S. 36.

jours parallèle au plan qu'elle atteint, de sorte qu'arrivée enfin au dernier plan du détroit inférieur, elle lui est aussi parallèle. »

M. Duncan, partisan de la descente oblique de la tête dans l'excavation, combat l'opinion de Kueneke et par conséquent celle de Cazeaux, et donne cette première preuve à l'appui de son opinion (1) :

« Quand, pendant un accouchement normal, — dans un accouchement chez une primipare, par exemple, accouchement pendant lequel on a un temps suffisant pour faire un examen attentif, — on pratique le toucher au moment où la tête a atteint, ou à peu près, le plan du détroit inférieur; quand, en outre, ce qui est une condition heureuse et est fréquemment observé, la tête n'a pas encore commencé ou n'a fait que commencer à exécuter son mouvement de rotation sur son axe vertical, on trouve alors que la suture sagittale est placée transversalement, ou bien plus ou moins parallèlement au diamètre oblique gauche, et qu'elle est située en arrière du diamètre transverse du plan du bassin occupé par le vertex ou occupé par la moitié supérieure de la calotte crânienne. Le point d'intersection des diamètres antéro-postérieur et transverse du plan sur lequel se trouve la tête ne passe pas par la suture sagittale. La suture sagittale est coupée, ou à peu près, par l'axe prolongé en bas du détroit supérieur, et on peut constater sa présence juste au-dessus du coccyx. C'est la bosse du pariétal antérieur qu'on peut sentir dans la partie supérieure de l'arcade pubienne et elle se trouve presque sur le même plan que la suture sagittale. La suture sagittale est donc bien loin d'occuper le diamètre transverse de ce plan du pelvis. L'axe de cette partie de l'excavation traverse le pariétal antérieur sur lequel se trouve, en conséquence, le point qui se présente. La tête n'est point située synclitiquement par rapport au

---

(1) Op. cit., p. 213.

plan transversal de cette partie inférieure de l'excavation pelvienne. Le côté antérieur de la tête est en avance sur le postérieur. »

Faut-il le dire? Nous ne sommes pas du tout convaincu par cette observation de l'accoucheur d'Edimbourg. Il prend d'abord pour type un accouchement chez une primipare; par conséquent depuis longtemps la progression se sera faite, et on ne peut pas dire qu'elle ait marché régulièrement puisqu'elle a plus ou moins dépendu de la laxité du segment inférieur de la matrice. Il ne nous dit pas ensuite si cette exploration par le toucher a été faite pendant la contraction ou dans l'intervalle des contractions. Nous pensons que ce toucher a été pratiqué alors que la matrice est souple et non contractée. Que se passe-t-il à ce moment où Duncan touche la tête, c'est-à-dire lorsqu'elle est arrivée sur le plancher du bassin ? La tête est par sa partie antérieure, par sa bosse pariétale, en contact avec l'arcade pubienne qui ne peut pas la gêner, tandis qu'en arrière se trouvent la pointe coccygienne, la partie postérieure du segment inférieur de la matrice et la partie postérieure du plan périnéal plus élevée que l'antérieure. Ces parties réagissent contre la progression de la tête, contre le refoulement qu'elles ont subi pendant la contraction et celle-ci une fois passée, tendent à reprendre leur position première, à l'exagérer même à cause de leur élasticité et, en définitive, refoulent à leur tour la moitié postérieure de la tête vers les parties supérieures. C'est à cause de ce contact que la bosse sanguine ne peut se faire en arrière, tandis qu'en avant rien ne gêne l'action du vide du bassin. Ce n'est donc pas à cause de la déclivité plus grande du pariétal antérieur que la bosse sanguine peut se faire sur lui. Pour bien examiner la progression de la tête, il faut toucher pendant la contraction ou avant que la tête ne soit en contact avec le plancher du bassin, et on pourra s'assurer alors de l'adaptation de la tête dans sa marche à travers le bassin.

Résumant tout ceci, nous pouvons dire que, comme le disent les accoucheurs français et Kueneke, la tête descend en adaptant un plan perpendiculaire à son grand axe et passant par le diamètre bi-pariétal aux diamètres successifs antéro-postérieurs de l'excavation pelvienne. S'il en était autrement, cette marche serait entravée, car la tête présenterait des diamètres obliques sur l'axe, qui seraient certainement plus grands que les diamètres perpendiculaires.

On comprendra très-bien ce que je viens d'avancer quand on fera la coupe d'un cylindre ou d'un cône. Coupez un cylindre en travers, vous obtiendrez une coupe circulaire dont le rayon sera celui du cylindre ; coupez-le obliquement vous aurez une ellipse plus ou moins allongée, dont tous les diamètres, à l'exception d'un seul, seront plus grands que ceux du cylindre. Bien mieux, puisque la tête se rapproche mieux de cette figure, coupez un cône parallèlement à sa base, vous aurez une circonférence dont le rayon dépendra de la hauteur à laquelle a été faite la coupe. Si la section est faite en travers, au contraire, ce sera un ovale dont tous les diamètres, moins un, seront encore plus étendus que dans la coupe pratiquée à la même hauteur horizontalement.

Les autres raisons données par Duncan ne nous paraissent pas plus concluantes, excepté celle où il dit que Kueneke suppose que la réaction est plus forte que l'action. Nous ne sommes pas de l'avis de l'accoucheur allemand, nous ne pensons pas que ce soit la résistance du plan postérieur du bassin qui, pendant la contraction utérine, refoule la partie antérieure de la tête contre la symphise pubienne où le point d'appui se prendra. Nous pensons que la tête descend dans sa partie postérieure dans l'excavation, parce que cette partie est située directement dans la direction de la force utérine, et parce qu'il y a deux surfaces en contact arrondies en sens inverses et lubrifiées qui pourront rouler l'une sur l'autre avec la plus grande facilité.

Tant que la tête ne sera pas arrivée sur le plancher du bassin, il n'y aura pas de résistance à cette force qui presse en bas et en arrière. La suture sagittale pendant la contraction ou dans l'intervalle sera à la réunion du diamètre transverse et du diamètre antéro-postérieur, ce dont on peut s'assurer par le toucher, surtout chez les multipares où l'on peut observer ce phénomène plus souvent que chez les primipares, car l'engagement de la tête se fait plus souvent chez elle que chez les autres au moment du travail. Au contraire, chez les primipares comme chez les multipares, dès qu'il y aura contact de la tête avec le périnée, il y aura réaction de celui-ci dans l'intervalle de la contraction ; et par conséquent si l'on touche la suture sagittale pendant la contraction, on ne la touchera qu'avec difficulté à cause du refoulement de la partie postérieure de la tête par la partie postérieure du plancher du bassin, dès que la contraction ou l'effort de haut en bas ne se fera plus sentir.

L'engagement reconnaît donc comme la flexion la loi de l'accommodation.

Si nous sommes entré dans tant de détails, c'est que nous avons trouvé, comme Duncan, que ce mouvement de rotation dans la marche supérieure avait été un peu négligé par les auteurs.

3° ACCOMMODATION PENDANT LE TROISIÈME TEMPS. — Le troisième mouvement éprouvé par la tête fœtale lors de sa marche à travers le bassin, est un mouvement de rotation sur son axe vertical pris comme pivot. Comme cet axe vertical est en ce moment parallèle à celui du détroit inférieur, nous pouvons dire que ce mouvement de rotation interne se fait aussi sur l'axe du détroit inférieur pris comme pivot.

L'occiput vient se placer à l'extrémité antérieure du diamètre coccy-sous-pubien, quelle que fut la place qu'il occupât auparavant. Etait-il à gauche et en avant, était-il

à droite et en arrière; l'occiput tourne et se place directement en avant.

Ce mouvement, un des plus intéressants à connaître et
à observer, se rencontre dans l'immense majorité des accouchements; aussi est-il très-étonnant qu'il ait échappé à
l'esprit sagace de Baudelocque qui, l'ayant reconnu dans
les positions antérieures, l'a regardé comme exception dans
les positions postérieures.

« La tête, dit Baudelocque (1), pressée par de nouveaux
efforts et ne pouvant plus suivre sa première direction, se
porte en devant au moyen du plan incliné que lui offrent
le sacrum, le coccyx, le périnée et les côtés du bassin,
mais de manière qu'en descendant ainsi l'occiput se tourne,
comme par une espèce de mouvement de pivot, sous l'arcade du pubis avec laquelle il a les plus grands rapports
soit du côté de sa forme, soit du côté de ses dimensions.
Ce mouvement de pivot, par lequel l'occiput se tourne
sous le pubis, n'est dû qu'à la torsion du col de l'enfant :
on peut l'évaluer à peu près à un sixième ou à un huitième
de cercle. » Ce que nous venons de citer s'applique aux positions antérieures; il en résulte qu'après ce mouvement de
rotation en avant et à droite, comme après le mouvement
de rotation en avant et à gauche dans les positions postérieures, Baudelocque admettait la torsion du cou, ce qui
est erronné. Le tronc, en effet, comme l'a très-bien montré
Gerdy, participe au mouvement de rotation intérieure de
la tête de manière que les épaules, qui étaient placées,
au début du travail dans la direction du diamètre oblique,
sont après ce mouvement de rotation à peu près dans une
direction transversale.

Voici maintenant ce que dit Baudelocque du mouvement
de rotation dans les positions postérieures (2) : « Quand tout

---

(1) *Art des acc.*, 1796, t. I, p. 279.
(2) Op. cit., t. 1, p. 285.

est dans l'ordre naturel, l'occiput s'enfonce dans le petit bassin, en passant au-devant de la symphise sacro-iliaque droite, jusqu'à ce que la partie supérieure et postérieure du pariétal droit soit appuyée sur le bas du sacrum. Dans ce moment, la tête étant forcée de tourner sur son pivot, l'occiput passe dans la courbure du sacrum, et le front, en suivant le plan incliné que lui offre le côté gauche du bassin, se porte sous le pubis. Il arrive trop rarement, pour le bonheur des femmes, que la tête, en descendant, se rapproche de la deuxième position, de sorte que l'occiput se porte en devant au lieu de se porter du côté du sacrum. »

Capuron (1) admet la théorie de Baudelocque sur l'influence des plans inclinés et ne fait que reproduire l'opinion de ce savant accoucheur.

Mme Lachapelle (2) constate aussi la rotation en arrière dans les positions postérieures; comme Baudelocque et Capuron, elle admet, dans quelques cas, la réduction d'une position postérieure.

L'influence des plans inclinés du bassin sur la rotation de la tête, qui résulte de la théorie admise par Baudelocque et ses élèves, a été vivement critiquée. Nœgele et P. Dubois démontrèrent que, dans les positions postérieures, l'occiput revenait en avant dans l'immense majorité des cas, et attaquèrent les idées de Baudelocque. «Désormeaux a déja fait remarquer, dit P. Dubois, que cette rotation s'accomplit souvent, lorsque la tête est descendue au-dessous des plans inclinés; si l'on ajoute à cette première et solide objection que, dans les positions occipito-postérieures, l'occiput en rapport avec l'un des plans inclinés postérieurs et le front avec l'un des plans inclinés antérieurs, loin de se rendre, le premier dans la courbure du sacrum, le second dans l'arcade du pubis, suivent en géné-

_____

(1) *Cours théor. et prat. d'acc.* 1823, p. 229.
(2) *Pratique des acc.*, t. I, p. 116.

ral une direction précisément inverse, puisque l'occiput se porte en avant et le front en arrière et que, dans les cas rares où la tête n'obéit pas à cette impulsion naturelle, les plans inclinés ne lui impriment même pas alors la direction qu'on a supposée, puisque la tête conserve sa direction oblique jusqu'au moment de son expulsion; il est évident que la cause du mouvement de rotation doit être recherchée ailleurs que dans la direction des plans inclinés du bassin. »

Je ne donnerai pas d'autres preuves du peu d'influence des plans du bassin sur la rotation de la tête. Comme le dit le professeur Pajot (1) : Bien d'autres raisons inutiles à rappeler aujourd'hui, la question étant complètement jugée, peuvent démontrer combien les plans inclinés du bassin restent étrangers à la direction de l'occiput.

Je n'ai pas non plus à discuter cette opinion de Flamant (2) qui admettait à tort qu'en raison de leur situation sur les plans inclinés du bassin les muscles obturateurs interne et pyramidal pouvaient, par leur contraction, favoriser le mouvement de rotation.

Velpeau, après avoir reconnu les transmutations des occipito-postérieurs, comme il les appelait, se demande quelle peut bien être la cause de ce changement de situation (3). « J'ignore, dit-il, à quelles causes on peut raisonnablement les attribuer. Les femmes qui les ont offertes ne m'ont rien présenté de particulier dans leur conformation. Le travail a marché régulièrement et le volume des enfants n'avait non plus rien d'insolite. J'ai seulement cru remarquer que, dès l'origine de la parturition, les diamètres antéro-postérieurs de la tête étaient déjà beaucoup plus

---

(1) *Dict. encyclop.*, t. I, p. 283.
(2) *Tableau synop. des acc.*, 1796, p., 78.
(3) *Traité des acc.*, t. I, p. 512.

rapprochés du bis-iliaque que de la ligne sacro-pubienne
du détroit, et que les pubis, légèrement déprimés supérieu-
rement, semblaient favoriser la rotation antérieure par l'é-
vasement de leur arcade et l'écartement des cavités cotyloïdes. » Les causes que Velpeau vient de donner ne nous
paraissent pas fondées, car, dans les positions postérieures
pas plus que dans les antérieures, les diamètres longitudinaux de la tête ne sont plus rapprochés du diamètre bis-
iliaque que du sacro-pubien. Il en est de même de l'écartement inférieur du bassin que l'on trouve aussi bien dans
les gauches que dans les droites.

Examinons maintenant l'explication et les expériences
de P. Dubois. Après avoir réfuté, comme nous l'avons vu,
l'influence des plans inclinés comme cause du mouvement
de rotation, ce savant maître ajoute (1) : « Cette cause réside évidemment dans la combinaison d'un assez grand
nombre d'éléments, savoir : d'une part, le volume, la forme,
et la mobilité des parties qui sont expulsées : et d'autre
part, la capacité, la forme et la résistance du canal qui est
parcouru ; et telle est l'influence de cette combinaison que
les parties du fœtus se placent dans les conditions les plus
favorables à leur passage. Une vive résistance leur est-elle
opposée en un point, elles s'y soustraient et cherchent un
lieu où il y ait plus de place et de liberté. La mobilité des
parties qui traversent, l'extrême lubrifaction de celles qui
sont parcourues rendent tout cela très-simple et très-intel-
ligible... » Un peu plus loin, P. Dubois tâche de confirmer
sa théorie par l'observation. Voici ses expériences : « Chez
une femme morte d'hémorrhagie presque aussitôt après
être accouchée, dont l'enfant mort avant de naître n'était
pas arrivé au terme ordinaire de son développement, l'utérus, resté volumineux et flasque, fut largement ouvert jus-

---

(1) *Journal des connais. méd.-chirurg.*, t. II, p. 107.

qu'auprès de l'orifice et convenablement maintenu par des aides au-dessus du détroit supérieur; le fœtus même dont cette femme était accouchée fut placé à l'orifice utérin très-béant et très-mou dans une présentation du sommet de la tête et dans la quatrième position de Baudelocque (fronto-cotyloïdienne gauche, occipito-iliaque-droite postérieure). Plusieurs élèves sages-femmes, comprimant et poussant le fœtus de haut en bas, le firent pénétrer sans peine dans l'excavation du bassin : il fallut beaucoup plus d'efforts pour que la tête parcourût le périnée et franchit la vulve; mais ce ne fut pas sans surprise que nous vîmes, pendant trois essais successifs, que quand la tête traversait les voies génitales externes, l'occiput était revenu en avant et à droite et que la face s'était portée en arrière et à gauche; qu'en un mot le mouvement de rotation s'était opéré comme dans l'accouchement naturel. Nous répétâmes une quatrième fois l'expérience, mais cette fois la tête franchit la vulve, l'occiput étant resté en arrière. Nous prîmes alors un fœtus né-mort de la veille mais beaucoup plus volumineux que le précédent; nous le plaçâmes dans les mêmes conditions que le premier et, deux fois de suite la tête franchit la vulve après avoir exécuté le mouvement de rotation. Au troisième essai et aux suivants, elle se dégagea sans qu'il eût été exécuté; ainsi, le mouvement de rotation n'a cessé d'avoir lieu que quand le périnée et la vulve ont perdu leur résistance qui le rendait nécessaire ou qui, du moins, en provoquait l'accomplissement. Ces expériences ont cela de curieux qu'elles sont tout à fait d'accord avec les phénomènes observés sur la nature vivante. On voit en effet le mouvement de rotation se prononcer d'autant plus que les voies génitales sont plus résistantes, et d'autant moins, au contraire, que leur résistance est moindre. Ainsi, la rotation est presque toujours complète chez les primipares, très-souvent incomplète chez les femmes qui ont eu plusieurs enfants. »

Enfin, dans les conclusions de son savant mémoire, l'ancien professeur de la clinique d'accouchements dit, à propos de ce mouvement de rotation, que *les plans inclinés n'exercent aucune influence sur la production de ce phénomène ; que ses véritables causes sont : d'une part, la forme et la mobilité de la tête ; d'une autre part, la forme et la résistance du canal parcouru.* Comme le fait remarquer avec grande raison Hubert, de Louvain, la dernière partie de cette proposition est incontestable, mais ne découle pas des prémisses. Nous ne le croyons pas non plus. En effet, ne pouvons-nous pas dire que, dans les trois premières expériences, si l'occiput tourne en avant, c'est non-seulement à cause de la résistance du périnée, mais aussi parce que le fœtus, encore résistant, peu assoupli, vient se heurter dans sa progression en avant contre des plans encore résistants, qui ont gardé leur direction première? Ne pouvons-nous pas dire que la rotation est due à ces résistances s'exerçant en sens contraire sur des points non directement opposés, puisque P. Dubois fait intervenir lui-même la résistance du canal? Ne pouvons-nous pas ajouter, par contre, que si, dans les dernières expériences, la rotation en avant ne s'est pas exécutée, c'est à cause de l'assouplissement, du peu de résistance des parties fœtales et maternelles en rapport, à la suite des déformations éprouvées dans les premiers passages du fœtus à travers cette excavation pelvienne? L'accommodation n'était pas nécessaire, elle ne s'est pas faite.

On prend un fœtus plus gros et qui n'a pas été assoupli ; les mêmes phénomènes, remarqués dans les premières expériences s'observent de nouveau, jusqu'à ce que les parties maternelles soient complétement distendues, déformées et n'offrent par conséquent aucune résistance, jusqu'à ce que le fœtus soit, lui aussi, déformé et assoupli, et passe dans toutes les directions. Tant que l'accommodation de ce second fœtus a été nécessaire, on l'a vue se produire,

mais dès qu'il a été à son tour déformé, elle a cessé de sur-
venir, puisqu'elle n'était plus utile.

En dernier lieu, P. Dubois, qui admet la forme et la résistance du canal parcouru, l'influence du périnée lorsque
ce mouvement s'exécute sur le plancher du bassin, doit, il
nous semble, à plus forte raison, admettre l'influence de
la forme et de la résistance des diverses parties du bassin
qui peuvent bien, dans certains cas, ne pas agir sur l'occiput, mais qui, dans tous les cas, agissent sur la direction
de la partie antérieure du crâne.

Nous pensons, en résumé, que, si on ne peut méconnaître
l'influence de la forme et de la résistance du canal parcouru,
on ne doit pas passer sous silence l'influence de direction
des diverses parties du bassin, sur la partie antérieure du
crâne tout au moins.

Cazeaux trouve peu claire cette explication de P. Dubois,
basée, comme on vient de le voir, sur la forme et le volume
du mobile et sur la forme, la capacité et la résistance du
contenant; il se propose de préciser plus rigoureusement
l'influence de ces diverses circonstances.

« L'utérus, dit-il, est à peu près placé dans la direction
de l'axe du détroit supérieur; la somme des forces expul-
sives, ou, pour parler plus clairement, la somme des contractions peut donc être représentée comme s'exerçant
suivant la direction de l'axe de ce détroit supérieur. La
tête étant placée en position occipito-iliaque droite postérieure, l'occiput, poussé par la contraction utérine que lui
transmet le rachis, *descend donc dans la direction de l'axe
du détroit supérieur* et continue à descendre jusqu'à ce
qu'il rencontre la résistance de la partie inférieure et latérale du bassin ou des parties molles du plancher périnéal.
Là, il est arrêté pour peu que cette résistance soit considérable; et dès lors la direction dans laquelle chemine l'occiput doit nécessairement changer. Cette résistance, en
effet, peut être représentée par une force de direction per-

pendiculaire à la surface heurtée, et qui serait appliquée à la tête du fœtus à son point de contact avec le plan postérieur de l'excavation. Ce point de contact est évidemment, dans le cas qui nous occupe, la partie latérale droite et postérieure de la tête qui vient heurter contre un des points de la paroi postérieure de l'excavation : la tête du fœtus ou plutôt l'extrémité occipitale de cette tête est dès lors poussée par deux forces différentes, dont l'une agit sur elle de haut en bas, d'avant en arrière et *un peu de gauche à droite*, c'est la contraction utérine, et l'autre agit sur elle d'arrière en avant et un peu de bas en haut, c'est la force de résistance représentée par la perpendiculaire à la surface heurtée. En composant cette force née de la résistance avec celle venue de l'utérus et transmise par le rachis dans la direction de l'axe du détroit supérieur, on obtient, par le parallélogramme, une diagonale ou résultante des forces qui indique la direction du mouvement qui doit avoir lieu. Or, en construisant ce parallélogramme, on voit évidemment que l'occiput doit se porter en avant, en bas et à droite, puisque la diagonale ou résultante des forces est dirigée d'arrière en avant, de haut en bas et de gauche à droite. »

Le professeur Pajot et Hubert font tout de suite remarquer que la théorie de Cazeaux repose entièrement sur l'hypothèse de la direction de gauche à droite de la force expulsive. Sans cette condition, en effet, l'occiput ramené en avant et en bas ne le sera pas à droite, c'est-à-dire que la rotation n'aura pas sa raison d'être. Or, ce savant auteur dit lui-même que la somme des contractions peut être représentée comme s'exerçant suivant la direction de l'axe de ce détroit supérieur. Ce n'est donc pas de gauche à droite mais de droite à gauche que sera dirigée la résultante des forces.

M. Jacquemier (1), comme P. Dubois, avance que la cause

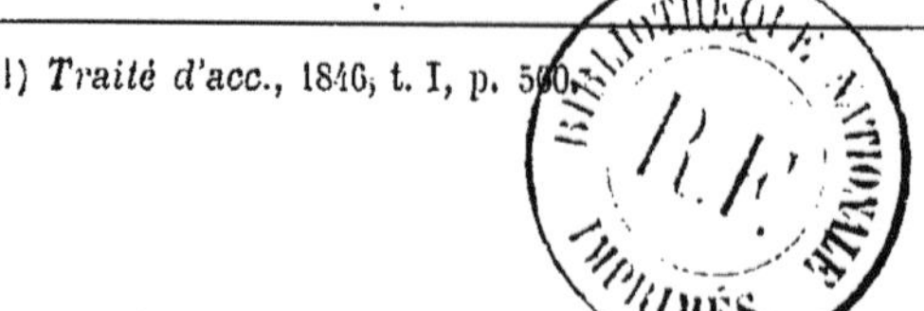

du mouvement de rotation réside dans la combinaison d'un assez grand nombre d'éléments qui se trouvent dans la forme et le volume de la tête du fœtus, la forme et la direction du canal pelvien et dans les changements qui surviennent dans la direction des forces développées par l'utérus, à mesure que la tête descend. Mais cet auteur fait toujours intervenir l'influence du périnée, qui, quelquefois, ne se trouvant pas au contact de la tête, ne peut être envisagé comme un des éléments de ce mouvement ; quant à la direction de la force, il nous paraît en avoir tenu un compte beaucoup plus juste que tous ses devanciers.

Dans son excellente thèse (1), un de nos collègues, le docteur de Soyre trouve que l'on peut facilement séparer les deux mouvements de rotation, dans les positions antérieures et dans les postérieures, et donne pour chacun d'eux un mécanisme particulier. Nous ne sommes pas de cet avis ; les deux mouvements ne peuvent pas être séparés parce qu'ils reconnaissent tous les deux la même origine et la même cause, la non-adaptation de la tête engagée au détroit inférieur ; parce que la direction de la force dans les deux cas est absolument la même, parce qu'enfin le mécanisme et le résultat ne diffèrent pas dans les deux positions.

Voici le mécanisme de la rotation dans les droites postérieures donné par le docteur de Soyre : « La tête se fléchit dans le premier temps, descend ensuite dans l'excavation et, rencontrant le plancher du bassin, accentue sur lui son complément de flexion.

« Les contractions s'accélèrent, la tige fœtale s'incurve légèrement, la convexité étant dirigée à droite et en arrière ; or, la tête, qui rencontre le plancher du bassin dirigé de bas en haut et d'arrière en avant, suit ce plan incliné, l'occiput

---

(1) Thèse de Paris. *Etude hist. et crit. sur le mécan. de l'accouch. spontané*, 1869, p. 138.

restant toujours en arrière, jusqu'à ce qu'enfin la partie antérieure du crâne, celle qui répond à peu près à la fontanelle antérieure et aux coronaux, vienne s'appliquer contre l'enceinte osseuse du bassin du côté opposé.

« Or, l'incurvation de la tige fœtale tend toujours à s'accroître, c'est-à-dire à porter l'occiput en haut ou en avant et du côté gauche. Il ne peut aller à gauche directement parce que l'autre partie de la tête appuie sur les branches osseuses et empêche sa progression de ce côté. D'autre part, le périnée dirige également l'occiput en haut et en avant ; par conséquent, dans ce moment où la tête est dans un équilibre instable, elle se trouve obligée de tourner, l'occiput gagnant ainsi la troisième position du sommet.

« Donc, comme le disent Cazeaux et tous les auteurs, plus le périnée sera résistant, plus les douleurs seront vives, mieux s'exécutera ce mouvement de rotation, comme cela se voit chez les primipares, comme M. Dubois a pu le produire artificiellement dans ses expériences. Si au contraire le périnée est lâche, si la tête est petite, l'occiput viendra se placer dans la concavité du sacrum, parce qu'il suivra l'inclinaison en dedans du plancher du bassin, n'étant pas gêné par la résistance des parties molles du périnée ni par la pression de l'enceinte osseuse du côté opposé. »

Dans cette explication, notre collègue, ne tenant d'abord aucun compte de la direction de la force et de son point d'action, attribue ensuite une grande importance à l'augmentation de l'incurvation de la tige fœtale. Nous nous demandons comment la tige fœtale peut s'incurver davantage quand la tête est complétement fléchie ; dans cette position la fontanelle postérieure est sur le diamètre transverse du détroit inférieur, mais ne peut venir en avant par suite d'une courbure plus grande du fœtus qu'empêcheraient le contact contre les plans osseux antérieurs, la présence du menton contre la poitrine et des épaules au détroit supérieur. Restera le périnée ; mais le plancher du bassin est une force passive et non pas une force active, et ensuite, la rotation ne se faisant pas toujours sur ce plan du bassin, comment se ferait, d'après la théorie du docteur de Soyre, la rotation en avant, si l'incurvation plus prononcée de la tige fœtale ne peut pas être admise ?

Hubert, de Louvain (1), au contraire, nous paraît donner trop d'importance aux directions des forces et pas assez à la forme du bassin. Voici ce qu'il dit : « On arrive à la même solution en envisageant le problème de la manière suivante. L'effort utérin, force unique, est transmis à la tête dans la direction de l'axe de la matrice, c'est-à-dire obliquement en bas et en arrière. Mais cette force unique peut être remplacée par deux composantes dirigées dans le même sens qu'elles et appliquées l'une à l'occiput, l'autre au front.

« Or, si l'occiput poussé dans cette direction rencontre en arrière des résistances qui le font dévier en avant, il n'en est pas de même du front qui rencontre au contraire moins de résistance en arrière qu'en avant et qui obéit en conséquence à la composante qui agit sur lui parallèlement à la force première, c'est-à-dire obliquement en bas et en arrière.

« Quand les résistances opposées à l'occiput et au front ne sont pas suffisantes ou qu'elles n'ont pas la direction nécessaire pour déterminer la rotation de la tête, l'occiput descend plus ou moins loin sur le périnée en conservant sa position oblique postérieure. Mais alors encore il peut se produire, et il se produit très-souvent, de nouvelles conditions qui le ramènent en avant. En effet le cou étant trop court pour mesurer toute la hauteur de la paroi postéro-latérale du bassin, l'occiput ne peut gagner la vulve sans que le thorax ne s'engage dans la partie supérieure de l'excava-

---

(1) *Des phénomènes méc. de l'acc.*, p. 138.

tion encore occupée par la face. Mais la tige dorso-frontale est trop étendue pour ne pas rencontrer de vives résistances de la part du diamètre oblique auquel elle correspond. Où et comment s'exercent ces résistances ? L'une est en arrière dans la paroi postérieure droite du bassin et elle agit d'arrière en avant sur la partie postérieure droite du thorax ; l'autre se trouve dans la paroi antérieure gauche du canal et elle s'exerce d'avant en arrière sur la bosse frontale gauche. La ligne dorso-frontale est donc, comme le diamètre occipito-frontal, soumise à deux forces contraires et si celles-ci ne sont pas directement opposées, elles doivent imprimer au thorax et au crâne un mouvement de pivot qui ramène le dos en avant et à droite tandis que le front roule en arrière et à gauche. »

Cette théorie trop géométrique du professeur de Louvain nous paraît trop se baser sur un mobile en voie de progression, sous l'influence d'une force constante. Il ne faut pas perdre de vue que, la contraction étant intermittente, le mobile par conséquent sera sollicité alternativement à la marche et au repos et cela dans des directions variables selon le point d'appui de la force et les rapports des parties en contact.

C'est à propos de cette rotation que le professeur Pajot a formulé la loi placée en tête de ce travail.

Nous plaçant au point de vue de cette loi, nous allons étudier en même temps le mouvement de rotation dans les deux principales positions du sommet, car nous ne pensons pas qu'on puisse facilement faire deux descriptions, le mécanisme étant pour nous le même dans les deux cas. De plus, nous estimons, d'abord, que c'est à une seule et même cause qu'il est dû : au défaut d'accommodation de la tête à la région dans laquelle elle est arrivée ; que c'est ensuite pour un seul et même résultat qu'il s'accomplit : l'accommodation de la tête dans la partie inférieure de l'excation et au détroit inférieur.

Il nous semble que les auteurs ne se sont pas rendu un compte bien exact des surfaces en contact, dans leurs explications de ce mouvement ; nous allons tâcher de rappeler, aussi bien que nous le pourrons, les rapports du contenu avec le contenant, avant le mouvement de rotation.

La tête, en général, est arrivée au niveau du plancher du bassin sur lequel elle se fléchit tout à fait, si ce complément de flexion ne s'est pas accompli plus tôt.

Dans les positions droites postérieures, ce n'est donc plus, *du côté droit*, la région occipitale qui se trouve en rapport avec la symphise sacro-iliaque droite, mais la région sous-occipitale. L'occiput, pointe du cône céphalique, en contact en dedans avec le bord droit du coccyx est arrivé en haut de la partie latérale droite du plancher périnéal. Cette pointe, comme le fait remarquer le professeur Pajot, vacillera, glissera avec la plus grande facilité sur le plan incliné périnéal pour faire place à une surface plus étendue et mieux accommodée.

Du côté gauche, la partie antérieure de la voûte du crâne, bien plus élevée que l'occiput, se trouve sur une grande étendue en contact avec la partie externe du plan antérieur et la partie antérieure du plan incliné latéral qui, toutes les deux, regardent en dedans et en arrière. Le plan de la tête et le plan du périnée forment un angle très-ouvert en avant et à gauche ; *il n'y a pas accommodation des plans*.

Dans les positions gauches antérieures, le contraire se présente. *Du côté droit*, la partie bregmatique de la voûte du crâne, élevée après la flexion complète, se trouve en contact avec la partie supérieure de la paroi postérieure du bassin, tandis que, *du côté gauche*, l'occiput situé dans le point le plus déclive se trouve en avant dans un point voisin du bord gauche de l'arcade pubienne. Le plan qui passe par la circonférence sous-occipito-bregmatique et le plan périnéal sont parallèles ; *il y a accommodation des plans*.

Quelle est l'action, la direction de l'effort utérin sur le mobile ainsi placé? Comme la tête n'est plus dans l'aire du détroit supérieur, l'effort utérin qui est transmis dans l'axe de ce détroit ne suivra plus le diamètre occipito-mentonnier (qui lui était parallèle et qui suit maintenant la direction de l'axe du détroit périnéal), mais tendra à suivre une direction qui se rapprochera de plus en plus d'une ligne passant par le menton et la bosse pariétale postérieure. L'action de la force ne se transmettra donc plus d'avant en arrière par le centre de l'axe transverse de la tête fœtale, mais bien en un point situé entre le trou occipital et le bord postérieur de cette tête; le bras de levier postérieur sera plus petit que l'antérieur.

Nous allons envisager les deux cas qui doivent se présenter : l'utérus à l'état de contraction ou à l'état de repos.

a) Supposons l'utérus à l'état de contraction et étudions ce qui va se passer.

L'effort utérin, transmis selon l'axe de la matrice qui ne varie jamais, comme nous croyons l'avoir démontré, dans sa direction de haut en bas, d'avant en arrière et de droite à gauche, va tendre à pousser la région postérieure de la tête en bas, en arrière et à droite et à faire fléchir la tête sur l'épaule antérieure, puisque le bras de levier postérieur est plus court.

Dans la position occipito-iliaque gauche antérieure, cette partie postérieure, à bras de levier plus court, sera la région bregmatique que l'effort utérin tendra à refouler à gauche, c'est-à-dire dans la concavité sacrée où elle pourra s'accommoder comme forme, les deux surfaces étant l'une convexe et l'autre concave, et, comme étendue, la surface sacrée étant plus haute que l'autre. En avant il n'y aura pas non plus de résistance puisque ce sera la région sous-occipitale qui sera en rapport avec le plan incliné antérieur, deux régions qui sont en contact par des surfaces qui peuvent s'accommoder.

Et comme d'un autre côté inférieurement les plans de contact de la tête et du périnée sont parallèles, rien ne s'opposera à cette accommodation, si elle est aidée surtout par une lubrifaction abondante des parties. Bien au contraire, il y aurait résistance à tout autre mouvement, car l'occiput situé sur le plan le plus déclive ne pourrait pas remonter le plan incliné du plancher du bassin ; le mouvement de rotation en avant est par conséquent forcé.

Dans la position occipito-iliaque-droite-postérieure le mouvement est peut-être plus complexe, mais il est amené par les mêmes influences.

Dans cette position du sommet ce sera encore la partie postérieure de la tête qui subira l'action de la force toujours dirigée dans le même sens. La région sous-occipitale par conséquent aura de la tendance à être refoulée dans la concavité coccygienne par la direction de la force oblique de droite à gauche. Mais cette tendance sera vite arrêtée par le défaut d'accommodation de cette région plane à la concavité sacrée et par le cou qui ne peut s'adapter au promontoire. En même temps la force transmise d'avant en arrière, rencontrant un bras de levier plus faible en arrière, va tendre à éloigner l'occiput par la flexion de la tête sur l'épaule antérieure, de la région postérieure du bassin. Mais le pariétal droit, poussé contre le fond du bassin, rencontre la résistance de la paroi postéro-latérale droite du canal ; celle-ci, à cause de son inclinaison, le dirige en avant et tend, par conséquent, à ramener encore l'occiput vers les parties antérieures du bassin. L'occiput tend donc à être refoulé en avant et à gauche sous l'influence de la puissance et de la résistance postérieure et inférieure. Mais n'oublions pas que la tête a la forme d'un ovoïde à grand diamètre placé sur ce diamètre oblique du bassin, et nous pourrons nous rendre compte tout de suite que l'occiput ne peut venir en bas et en avant sans que le front et la région bregmatique, qui sont antérieurement placés, modifient cette progression vers les parties génitales externes par leur contact avec la paroi antéro-latérale de la ceinture pelvienne lubrifiée et dirigée en arrière, contact qui ne peut manquer de se produire, à cause de l'élévation du front à la suite de la flexion. Cette paroi antéro-latérale dirigera donc la région bregmatique en arrière.

Il résulte de ceci qu'en arrière l'occiput a de la tendance à venir en avant, et qu'en avant le bregma est repoussé en arrière; ces deux effets concourent à produire les mêmes résultats, d'abord la rotation autour de l'occipito-mentonnier placé lui-même sur l'axe du détroit inférieur, et ensuite, inférieurement, une bonne accommodation des surfaces en contact.

b) Supposons maintenant l'utérus après la contraction.

La puissance qui refoulait le fœtus de haut en bas cesse peu à peu ; les parties inférieures composant le plancher du bassin vont, à cause de leur élasticité, réagir à leur tour et faire glisser l'occiput au-devant d'elles, en tendant à exagérer la flexion latérale de la tête sur l'épaule antérieure. Cet effet de la réaction n'est certainement pas aussi puissant que l'effet de la force ; mais, si faible qu'il soit, il ne doit pas moins entrer en ligne de compte, quand le mouvement de rotation se fait sur un périnée résistant de primipare.

Nous pouvons dire, en résumé, que, dans les positions gauches antérieures, après l'engagement l'accommodation des plans existe, mais que l'accommodation des diamètres avec ceux du détroit inférieur n'est pas parfaite ; aussi un léger mouvement de rotation est-il nécessaire. Dans les positions droites postérieures, l'accommodation des diamètres avec le détroit inférieur n'est pas non plus parfaite. Le plus court chemin pour cette accommodation meilleure serait la marche de l'occiput dans la concavité sacrée; mais cette marche est empêchée par l'accommodation, le parallélisme des plans inférieurs qui n'existe pas dans cette situation.

On va nous objecter tout de suite que ce parallélisme des plans inférieurs n'est pas toujours nécessaire ; cela est vrai quand la tête est très-volumineuse.

Dans ces cas le mouvement de rotation s'exécute comme dans les mento-iliaques droites postérieures au-dessus du périnée. Le temps de flexion complète est accompli, la tête est fixée mais ne peut pas s'engager à cause de son volume, et cela d'autant plus que les épaules très-rapprochées vont tendre à s'engager avec la tête. La force agit perpendiculairement sur l'occiput, puisque la tête est en haut, de façon à le refouler en bas, en arrière et à gauche. Le mouvement en bas est arrêté, puisque nous avons supposé qu'il n'y avait pas rapport de volume entre le contenu et le contenant.

La propulsion de l'occiput en dedans vers la concavité du sacrum est contrebalancée par l'arrêt de la région bregmatique et temporale gauche au contact de la branche gauche du pubis. L'occiput cheminerait bien en arrière, mais cette progresion est vite arrêtée par la longueur du cou diminuée par sa flexion, et la partie supérieure du thorax tendant à s'engager dans le bassin. Ce double engagement ne peut en effet se faire à cause de la longueur du diamètre dorso-frontal. Or, comme cette double partie fœtale est ainsi mal accommodée au détroit supérieur, comme la force, d'un autre côté, la pousse sur un plan glissant et arrondi, et qu'elle éprouve en avant et en arrière, à ses deux extrémités, des propulsions en sens contraire mais non directement opposées, elle tend à se placer du côté où elle pourra échapper à l'action de la force et s'accommoder aux diamètres, au plan et à la direction du bassin, elle tend à revenir en avant. La partie fœtale ne peut toutefois exécuter ce mouvement qu'en pivotant sur son axe longitudinal à cause des résistances en sens contraire des différents points du pourtour du bassin qui tendent toutes à placer l'axe fœtal parallèlement à l'axe pelvien. En d'autres termes, l'occiput, refoulé dans l'excavation sous l'influence d'une force à direction fixe, tend à échapper à l'action de cette force, il glisse sur le pourtour lubrifié de l'excavation, aidé en cela par les résistances subies en sens inverse par le menton. Si, à cette tendance, s'ajoute une meilleure accommodation de diamètres et de direction des épaules au détroit supérieur, ce qui arrive car elles se rapprochent de plus en plus du bis-iliaque à mesure que la tête s'engage, l'occiput exécutera un demi-tour de spire et viendra se placer en avant, où il se trouvera à la partie la plus déclive du périnée. La tête est alors accommodée selon la direction du plan périnéal et suivant les diamètres du détroit inférieur.

Dès que la contraction a cessé, la réaction se produit ; les surfaces glissent les unes sur les autres et se placent dans les meilleurs rapports d'accommodation, de telle sorte que la contraction suivante ne trouvant plus la tête dans la même situation, agit sur elle de plus en plus obliquement, comme lorsque le mouvement se fait sur le plancher du bassin.

Accommodation pendant le quatrième temps. — Après son mouvement de rotation, l'occiput rencontre le vide de l'arcade pubienne, dans lequel il pénètre facilement par la partie inférieure la plus évasée. L'occiput est donc sorti du bassin ; c'était la partie la plus déclive du fœtus, l'extrémité du diamètre occipito-mentonnier ; il s'était engagé le premier, il a progressé le premier dans l'excavation, il sort le premier mais fixé contre le bord inférieur de la symphise pubienne il sera la dernière partie de la téte qui sera libre.

A la suite de ce mouvement de rotation de l'occiput en avant, le cou peut mesurer la hauteur de la symphise pubienne, les épaules restent au-dessus du détroit supérieur et ne viennent pas gêner les derniers mouvements de la tête dans l'intérieur de l'excavation pelvienne. Celle-ci, placée sur la diamètre coccy-sous-pubien suivant son diamètre

sous-occipito bregmatique, est accommodée ainsi au diamètre le plus grand du détroit inférieur par son plus grand
diamètre diminué de la hauteur de la bosse occipitale, tandis que son plus petit est en rapport avec le bi-ischiatique
mais doit s'accommoder encore à la direction de ce détroit inférieur. Elle se défléchit en exécutant un mouvement de rotation sur son bi-pariétal transversalement placé.

« Quand les choses en sont arrivées à ce point, dit
P. Dubois (1), le tronc du fœtus se couche sur son plan
postérieur de même que le ferait une tige flexible qui serait
poussée dans un canal demi-circulaire. Comme conséquence
et comme aide de cette inflexion du tronc fœtal, l'espèce
de brisure que la jonction de la tête avec la poitrine laisse
entre la base de la mâchoire èt le sternum s'ouvre quand
le menton s'écarte de la partie supérieure du thorax ; c'est
ainsi que s'exécute le mouvement d'extension. A mesure
que cette inflexion s'opère, l'occiput se relève sur la région
antérieure du pubis ; la fontanelle occipitale semble parcourir de bas en haut toute la hauteur de la vulve, jusqu'à
ce qu'elle soit, pour ainsi dire, cachée sous la commissure
supérieure de cette ouverture ; le sommet parcourt d'arrière en avant la paroi postérieure du bassin, depuis l'extrémité inférieure du sacrum et le grand ligament sacro-scia-
tique droit, jusqu'à la commissure antérieure du périnée,
et l'on voit se dégàger sur le bord antérieur de celui-ci, la
suture bi-pariétale, la grande fontanelle, les bosses coro-
nales, le nez, la bouche et le menton ; la tète a franchi les
parties génitales. »

Cazeaux ne fait que reproduire cette opinion de son
maître.

Voici comment M. Tarnier comprend le dégagement :
« Le tronc s'engage dans l'excavation pendant que la tête

---

(1) *Journ. des connaiss. méd. chirurg.*, t. II, p. 104.

distend et repousse le périnée, et le menton reste appliqué sur la poitrine, non-seulement jusqu'au moment où l'occiput se place sous l'arcade pubienne, mais encore jusqu'au moment ou le bregma apparaît à la commissure postérieure de la vulve. C'est alors que le périnée agit comme une sangle élastique qui, d'une part, repousse la tête en haut sous l'arcade pubienne, tandis que, d'autre part, elle glisse rapidement sur la face qu'elle laisse à découvert en se rétractant vers la région coccygienne qui lui donne attache. Le dégagement de l'occiput et du vertex ne commence qu'autant que la tête est refoulée par le tronc ; mais, à ce moment, le périnée qui, jusque-là, était passivement distendu, reprend son activité et se rétracte, comme nous l'avons dit, et, en glissant sur la face, imprime à toute la tête un mouvement d'extension qui a pour centre l'arcade du pubis. »

Cette opinion du savant chirurgien de la Maternité nous paraît très-exacte, elle vient à l'appui de celle que nous nous sommes proposé de soutenir jusqu'ici.

La tête, après son mouvement de rotation, est accommodée dans le sens de la direction du plancher bu bassin ; la surface périnéale et la surface supérieure du crâne fœtal ont absolument la même direction de haut en bas et d'arrière en avant, la tête glisserait donc sur ce plan incliné si elle ne rencontrait pas au-devant d'elle le bord antérieur du périnée qui va se dilater et l'empêcher par conséquent de sortir facilement, il faut donc que l'occiput remonte et passe au-dessus de l'obstacle. C'est ce qui va arriver sous l'influence de la contraction utérine et de la résistance des parties molles inférieures. La tête étant sur le périnée est maintenant placée dans l'axe du détroit périnéal, par son diamètre longitudinal, la force se transmettant toujours selon l'axe du détroit supérieur, passe donc en arrière du trou occipital, l'occiput se trouvant en avant. Sur ce bras de levier postérieur, moins fort que l'antérieur, va s'exercer la force et, d'autant plus que le cou et la région sous-occipitale venant se placer au contact du bord inférieur du pubis, annulent complètement l'antérieur.

Au moment de la contraction, la force tend à défléchir la tête, en faisant glisser le menton de haut en bas et d'arrière en avant sur le plan incliné et en produisant par conséquent un mouvement en sens inverse du côté de l'occiput; à mesure que la contraction utérine revient, l'occiput est refoulé en haut et en avant. Le périnée ajoute encore son action pour arriver au même but : ce tissu musculaire réagit, forme la sangle élastique, comme le dit M. Tarnier, se relève contre la face et tend à la relever et produire ainsi son extension. Après la contraction pendant la période du repos, le périnée reviendra un peu sur lui-même et, comme la tête n'est plus poussée en bas par la puissance, elle pourra se trouver momentanément refoulée. Au bout d'un temps, en général peu long, la résistance périnéale est vaincue, les parties génitales externes se laissent facilement dilater et la tête peut les traverser par une extrémité de son grand diamètre, c'est-à-dire qu'elle est accommodée selon la direction, comme elle est accommodée selon les diamètres, puisque ce sont les sous-occipito plus petits que les occipito qui mesurent le dégagement, ·

ACCOMMODATION PENDANT LE CINQUIÈME TEMPS. — La tête fœtale a été expulsée, elle retombe par son propre poids, la face au-devant de l'anus. Cette situation ne dure toutefois pas longtemps. A peine le menton est-il sorti qu'on voit dans la position occipito-latérale gauche antérieure l'occiput se tourner vers la cuisse gauche et se tourner à droite dans la droite postérieure.

Baudelocque enseignait et Gardien, Capuron, etc., admettaient après lui que les épaules restaient fixées dans la direction de l'un des diamètres obliques, lors de leur engagement dans le détroit supérieur, que le mouvement de rotation exécuté par la tête dans l'excavation se faisait par la torsion du cou sur les épaules et par conséquent, qu'immédiatement après sa sortie, la tête reprenait sa position première et normale par un mouvement de détorsion ou de restitution.

Gerdy (1), dans un mémoire plein d'intérêt, a démontré que le mouvement de rotation ne se faisait pas comme l'expliquait Baudelocque, mais que c'était un mouvement de la totalité du fœtus.

En effet, la seconde partie fœtale va, à son tour, traverser le détroit inférieur; elle doit le traverser en s'accommodant à ses diamètres. Or, les épaules arrivent presque au contact du diamètre bi-ischiatique, le plus petit du détroit inférieur, par le bi-acromial leur plus grand diamètre; l'accommodation fait défaut. Il se passe alors pour la seconde partie fœtale le même mouvement d'accommodation que pour la première. Les épaules tournent, une des extrémités du diamètre bi-acromial vient se placer en avant de l'autre, dans la concavité sacrée, elles ont leur plus grand diamètre correspondant au plus grand de la partie à traverser, les plus petits aux plus petits; les diamètres sont accommodés et les épaules pourront traverser le détroit inférieur.

Accommodation pendant le sixième temps. — Le tronc subit pour son dégagement les mêmes lois d'accommodation que la première partie fœtale. L'épaule droite, dans les positions gauches, engage la première, tandis que dans les positions droites, c'est l'épaule gauche qui progresse en avant de l'autre. C'est l'épaule antérieure, celle qui s'engage la première, qui remplit pour les épaules le rôle que l'occiput remplissait dans les présentations de l'extrémité

---

(1) Remarque sur l'acc. par le vertex. *Arch. génér. de méd.*, 1832, t. XXVII, p. 351.

céphalique, c'est elle qui revient en avant se placer sous la symphise pubienne et se dégager la première, comme l'a montré P. Dubois. Elle sort ainsi afin que des diamètres plus petits mesurent leur dégagement. Dans quelques cas cependant, elles se présentent au-dehors sans éprouver de mouvement de rotation : l'épaule qui est en avant, sous le milieu de la branche ascendante de l'ischion, celle qui est en arrière, au-devant des ligaments sacro-sciatiques du côté opposé ; bien plus rarement, et chez les enfants tout petits, les épaules se dégagent transversalement sous les tubérosités ischiatiques ; l'accommodation n'était pas nécessaire, le fœtus ne s'est adapté aux diamètres ni de l'excavation, ni des détroits.

Dans son passage à travers, le bassin éprouve diverses modifications aussi bien dans ses parties molles que dans la forme de la boîte crânienne. Ces modifications ont été très-sérieusement étudiées par notre collègue, le docteur Budin ; nous ne pouvons mieux faire que de donner ses conclusions (1) :

Le diamètre occipito-mentonnier et le diamètre occipito-frontal, au lieu d'augmenter, *diminuent*.

Le diamètre antéro-postérieur qui augmente est un diamètre *sus-occipito-mentonnier* ou diamètre *maximum* qu'on a toujours jusqu'ici confondu à tort avec le diamètre occipito-mentonnier.

Le diamètre *sous-occipito-bregmatique* diminue parfois d'une façon considérable pendant l'accouchement.

Le diamètre *bi-temporal* diminue aussi pendant l'expulsion du fœtus.

Enfin, le diamètre *bi-pariétal* n'est pas, comme on le dit, le diamètre qui se réduit le plus, c'est au contraire le diamètre qui se réduit le moins.

----

(1) Thèse de Paris, 1876, p. 76.

2º Présentation de la face

1º Accommodation pendant le premier temps. — Ce temps consiste bien encore dans l'amoindrissement de la partie, car de plus petits diamètres, une plus petite circonférence vont se substituer à de plus grands diamètres et à une plus grande circonférence.

Ce temps, comparé à celui de même nom dans les présentations du sommet, présente cette grande différence qu'il doit se faire au détroit supérieur ou tout au moins dans une région voisine ; nous en trouverons la raison lorsque nous étudierons le temps d'engagement. La difficulté ne provient pas de ce que les diamètres de la face ne peuvent pas s'accommoder au détroit supérieur, puisqu'ils sont tous plus petits ; elle résulte de ce que la partie supérieure du tronc vient s'ajouter à la face et que les diamètres de ces deux régions ne peuvent passer ensenble à travers le détroit supérieur.

La face, comme le sommet, présente un corps arrondi et lubrifié, articulé sur une tige mobile, ce qui facilite le déplacement par glissement sur l'obstacle et l'engagement de l'extrémité d'un diamètre trop grand.

L'axe de la puissance passe encore par le tronc occipital, mais un peu plus obliquement que dans la présentation du sommet, et divise la base du crâne en deux bras de levier inégaux ; mais ici le bras de levier antérieur est le plus petit, puisque l'occiput a de la tendance à se rapprocher de la partie postérieure du thorax : tandis que, dans la présentation du crâne, c'était le menton qui, se rapprochant de la poitrine, allongeait ce même diamètre. Le bras de levier le plus long est donc le postérieur, c'est par conséquent celui sur lequel la force a le moins d'effet.

Le menton, extrémité du bras de levier le plus court, est donc poussé par la force dans l'intérieur de l'excavation pelvienne ; il y a glissement de la partie antérieure du

crâne sur le pourtour arrondi et lubrifié de la partie con-
tiguë de l'excavation pelvienne, d'autant plus que la région
postérieure du crâne surajoute bientôt ses diamètres à
l'entrée postérieure des épaules. L'occipito-mentonnier
peut s'engager par une des extrémités de son grand diamètre et tend à venir se placer dans l'axe du détroit supérieur ; il y a donc immédiatement et tout à la fois accommodation de direction, accommodation de diamètres et
accommodation de plans, puisque le plus grand diamètre
de la face est dans l'axe du détroit supérieur, puisque les
plus petits diamètres correspondent aux plus petits, les
plus grands aux plus grands, puisqu'enfin les plans du
contenu sont parallèles à ceux du contenant.

2° ACCOMMODATION PENDANT LE SECOND TEMPS. — Le second temps ne présente aucune difficulté dans les positions
antérieures, parce qu'une seule partie fœtale, bien accommodée, tend à s'engager. Il n'en est pas de même dans les
positions postérieures : la face ainsi amoindrie par substitution de diamètres pourrait facilement s'engager si la
partie supérieure du tronc ne venait en même temps au
contact du détroit supérieur ; or l'accollement de l'occiput
à la région dorsale donne à ces deux parties réunies une
étendue de 145 millimètres. Désormeaux et Dubois pensaient que la face pouvait pénétrer jusqu'au périnée ;
Cazeaux et le professeur Depaul croient au contraire, et à
juste raison selon nous, que la progression est bien moins
complète et qu'elle est mesurée par la longueur du cou.

Il nous paraît évident que, pour rendre possible la progression de la tête dans cette situation, il faudrait qu'une
des trois conditions suivantes fût remplie. Le thorax devrait s'engager avec la tête dans l'excavation, cela n'est
pas possible, nous venons de le voir. Le thorax pourrait
rester au-dessus du détroit supérieur, tandis que la face
descendrait jusqu'au détroit inférieur, il faudrait nécessai-

rement que le cou mesurât alors au moins la hauteur de la paroi latérale de l'excavation, soit 9 centimètres, ce qui est impossible. Troisièmement, on pourrait admettre la mobilisation et la flexion de l'occiput dans l'excavation, de telle façon qu'il y eût conversion d'une présentation de la face en une présentation du sommet; mais cela est impossible, car il faudrait que l'occipito-mentonnier qui a 13 cent. 5 basculât dans l'excavation, qui n'a dans ses diamètres que 12 cent. 5 de largeur.

Il y a donc forcément arrêt prématuré dans l'engagement de la face, et cet arrêt provient de la non-accommodation des diamètres et de la circonférence des deux parties engagées avec ceux de l'excavation. L'accommodation de direction et de plans est observée.

3° ACCOMMODATION PENDANT LE TROISIÈME TEMPS. — L'engagement, nous venons de le voir, ne présente pas de difficultés dans les positions mento-antérieures, car une seule partie fœtale s'engage dans l'excavation. Le mouvement de rotation qui a précisément pour but dans les mento-postérieures, en ramenant le menton en avant, de laisser les épaules au-dessus du détroit supérieur, est donc presque accompli dans les positions antérieures de la face. Il facilitera cependant la fin de l'accouchement en accommodant encore mieux le grand diamètre de la face avec le grand diamètre du détroit inférieur.

Mais dans les positions mento-postérieures, la face et la partie supérieure du tronc, tendant à s'engager ensemble, arrêtent absolument la marche de l'accouchement. Il faut qu'un de ces deux obstacles à la progression disparaisse. Or, la face est dans cette présentation la partie fœtale primitivement en rapport avec le détroit supérieur, elle est beaucoup plus engagée que ne le sont les épaules; ce sera elle qui s'engagera seule à la suite d'un mouvement de rotation qui ramènera le cou en avant de telle sorte que les épaules resteront au-dessus du détroit supérieur, tandis que le cou mesurera la hauteur de la symphise pubienne. Ce n'est pas assez; l'accommodation n'existerait pas encore; il faut que le menton sorte sous l'arcade pubienne, afin que l'occipito-mentonnier, diminué de toute la longueur du menton déjà dégagée, puisse basculer dans l'excavation, laisse par conséquent l'occiput abandonner la région dorsale et parcourir la moitié inférieure de l'excavation. Le mouvement d'accommodation que la face exécute pendant ce temps est donc un véritable mouvement de spirale.

Jusqu'au commencement de ce siècle, les accoucheurs pensaient que l'on ne devait pas abandonner l'accouchement par la face aux seules ressources de la nature; tout devait être tenté pour changer cette présentation. Ce sont les difficultés et la longueur du temps de rotation, ajoutées à la tuméfaction de la face qui les avaient effrayés d'autant plus qu'ils ne se rendaient pas compte du mécanisme de l'accouchement. Cependant, malgré ces connaissances imparfaites, Deleurye (1) avait pu dire : « Des auteurs admettent la présentation de la face comme très-mauvaise; je ne le crois pas quand elle se présente bien directement, parce que l'on voit tous les jours pareils accouchements se terminer naturellement. Ils sont à la vérité un peu plus longs, mais enfin ils se terminent sans le secours de l'art. » Denman (2) un peu plus tard observe aussi que les présentations de la face peuvent se terminer naturellement, mais il ne décrit pas de mécanisme.

Baudelocque, Stein, Gardien, Maygrier et bien d'autres professaient que la terminaison des accouchements, dans les présentations de la face, n'est possible que dans les cas où le fœtus est très-petit ou le bassin très-grand.

Mme Lachapelle (3), après s'être rendu un compte exact

---

(1) *Traité des acc. en faveur des élèves,* etc. 1770, p. 239.
(2) *An introd. to the practice of midwif.,* etc. 1787, t. II, p. 89.
(3) *Pratique des acc.,* etc , t. I, 3e mém.

du mécanisme, admet que la présentation de la face est meilleure que celle du sommet, et décrit ainsi, la première, le mouvement de rotation :

« On peut poser en principe, en général, que dans toute position franche ou même diagonale de la face, il s'opère, dans l'excavation, une rotation par laquelle le menton est ramené sous le pubis, tandis que le vertex se loge dans la concavité du sacrum. »

Nœgele (1), à son tour, décrit ainsi ce mouvement :

« Depuis vingt ans que j'exerce la profession d'accoucheur, je n'ai pas encore vu une seule fois, dans les accouchements par la face que, quand l'art n'intervient pas, soit pour changer la direction de la tête ou autrement, le front se tourne jamais en avant ou en haut par les progrès du travail, et que la face se présente au détroit inférieur dans une direction opposée à celle qui lui est ordinaire. »

M. le professeur Stoltz (2) ne tient pas un langage moins clair : « Suivant qu'elle a été placée transversalement ou obliquement, la face est tournée directement à droite ou à gauche, ou bien un peu en avant ou un peu en arrière. Il se fait alors un mouvement de rotation qui l'amène tout-à-fait en avant et la fait correspondre à l'arcade du pubis. »

Velpeau (3) admet la rotation en ces termes : « Un mouvement de rotation ne tarde pas à changer les rapports de toutes ces parties. Le menton et le devant du cou glissent d'arrière en avant et viennent se placer dans l'arcade du pubis, pendant que le bregma roule en sens inverse et va gagner la face antérieure du sacrum.

P. Dubois (4) est, lui aussi, très-explicite et avance que le mouvement de rotation est très-étendu, puisqu'il faut

---

(1) *Journ. compl. des sc. médic.* 1821, t. IX, p. 121.
(2) *Th. inaug.* Strasbourg, 1826, p. 38.
(3) Op. cit., p. 525.
(4) *Gaz. des hôpitaux,* 1841, p. 432.

que le menton, qui se trouve à droite ou en arrière, soit ramené derrière la symphise pubienne. »

Tous les accoucheurs de l'école actuelle, notamment le professeur Pajot, Cazeaux et Joulin s'expriment à peu près dans les mêmes termes en insistant sur la nécessité de ce mouvement. Le professeur Depaul (1) le décrit ainsi : « Ce mouvement de rotation, qui est encore plus indispensable que dans les positions postérieures du sommet, a pour résultat de faire parcourir au menton tout l'intervalle compris entre l'échancrure sciatique et la symphise pubienne, c'est-à-dire un arc de cercle qui mesure environ le tiers de la circonférence du bassin. »

Si nous nous sommes un peu étendu sur les opinions des divers auteurs au sujet de ce temps de rotation dans les présentations de la face, c'est pour montrer combien il est nécessaire, car suivant qu'il était connu ou inconnu, on admettait la terminaison possible ou impossible de cette présentation. Quant aux explications données sur le mécanisme de cette rotation dans les auteurs français, elles sont rares; tout se borne à la description. Le docteur de Soyre (2), un des rares auteurs qui aient tenté d'avancer une théorie à ce sujet, explique ce mouvement de rotation par les mêmes causes qu'il avait données au sujet de la rotation dans les présentations du sommet. « Si l'on se rappelle, dit-il, ce qui a été dit plus haut de ce mouvement de rotation, nous aurons peu de choses à ajouter. En effet : la tête défléchie, l'occiput fixé en arrière, le menton est devenu l'extrémité de la tige flexible qui transmet les contractions utérines; l'effet de la contraction aidée de la résistance du plancher du bassin est d'exagérer l'incurvation de la tige en arrière, la convexité répondant toujours à droite et en arrière au

---

(1) *Leçons de clinique obst.*, p. 510.
(2) Op. cit., p. 183.

plan antérieur de l'enfant. Or il arrive ce que nous avons vu dans les présentations du sommet, c'est-à-dire que la tête est chassée de cette façon en avant, en haut et à gauche ; elle est arrêtée dans son mouvement par la partie opposée de l'enceinte osseuse. Comme le périnée la conduit en haut et en avant, ainsi que la contraction, elle continue son ascension ; et le menton tourne, la tête appuyée de l'autre côté du bassin : c'est là qu'est le véritable pivot. Or comme dans les présentations de la face, le diamètre trachélo-frontal est plus grand que le diamètre sous-occipito bregmatique ; comme par conséquent la tête s'appuiera plutôt contre la branche osseuse du côté opposé, le mouvement de rotation se fera en quelque sorte plus haut dans l'excavation, mais cependant avec plus de difficultés, parce que l'incurvation de la tige flexible est bien moins facile dans ces cas-là que lorsque la tête est fléchie. » Notre collègue qui avait nié, et à juste titre, la progression de la face jusque sur le plancher du bassin, invoque maintenant cette descente pour les besoins de sa cause ; et, en admettant même ce contact de la face avec le périnée, peut-on admettre que la face soit refoulée par ce périnée en haut et en avant ?

Nous ne le pensons pas. Nous ne pouvons pas croire non plus que, lorsque le menton tourne, la tête appuyée de l'autre côté du bassin, cet autre côté soit le véritable pivot de cette rotation ; la tête tourne toujours sur son axe longitudinal, sans quoi elle présenterait des diamètres inégaux, comme nous l'avons déjà démontré bien des fois. Il nous est enfin difficile d'admettre que « le mouvement de rotation de la tête se fera *en quelque sorte* plus haut dans l'excavation, parce que la tête s'appuiera plus tôt contre la branche du côté opposé. » Cette branche osseuse ne peut pas être le pivot du mouvement de rotation.

Voici la théorie que nous proposerons.

Dans les positions mento-antérieures, l'effort utérin se transmettant selon l'axe longitudinal de la tête, puisqu'elle est encore au détroit supérieur, agit surtout sur l'extrémité la plus déclive de cet axe, sur le menton, puisque la tête est défléchie.

Le menton est à gauche et en avant, il y a donc tendance à son refoulement en bas, en arrière et du côté gauche. Aucun obstacle ne s'oppose à la progression en bas, puisque les épaules restent au-dessus du détroit supérieur. Le refoulement en arrière, au contraire, est vite arrêté par le contact des régions temporales droite et occipitale avec la paroi postérieure de l'excavation, tandis que la propulsion vers le côté gauche est arrêtée par la saillie du promontoire. La tête s'engage donc très-vite après son mouvement de rotation, et même sans lui peut glisser par sa voûte dans la concavité sacrée et arriver sur le plancher du bassin où elle est accommodée, la voûte du crâne et le périnée étant dirigés tous les deux en avant et en bas et l'occiput se trouvant dans la concavité du sacrum.

Dans les positions postérieures le mécanisme d'accommodation est un peu plus complexe, plus long, mais se fera de la même façon, sous l'influence d'une contraction plus énergique, et l'on sait que partout, en général, où il y a obstacle, on trouve une force utérine plus considérable. La puissance, venant toujours dans la même direction, agit encore sur l'extrémité la plus déclive de l'occipito-mentonnier, et tend à refouler le menton en bas, en arrière et à gauche. Le menton, étant déjà sous la ligne innominée du côté droit à son extrémité postérieure depuis le complément d'extension, pourrait être facilement refoulé par l'action de la force en arrière et à gauche, c'est-à-dire dans la concavité sacrée, si plusieurs obstacles, au détroit supérieur et au-dessus, n'opposaient un empêchement absolu à cette accommodation.

L'impossibilité d'adaptation du diamètre sterno-frontal
au détroit supérieur, la convexité du cou qui se heurte contre la saillie de l'angle sacro-vertébral, le front et la région
voisine qui sont vite arrêtés par le contact de la paroi osseuse antérieure et gauche du bassin, tels sont les principaux obstacles qui empêchent ce mouvement. C'est donc,
en définitive, l'action en bas de la force qui fera pivoter la
partie fœtale et qui changera l'équilibre instable par défaut
d'accommodation de plans où se trouve la face au détroit
supérieur après son mouvement de rotation. La partie la
plus déclive, le menton, exécutera un mouvement de rotation en avant, au-dessous de la ligne innominée en se rapprochant de plus en plus de la tubérosité sciatique, tandis
que l'extrémité évasée, la région occipitale bombée glissera avec facilité sur le rebord du détroit supérieur dans sa
partie antérieure, l'abandonnera bientôt dans sa partie latérale et viendra enfin se placer dans la concavité du sacrum qui lui offrira une surface d'accommodation.

4° Accommodation pendant le quatrième temps. — Le
temps qui précède a ramené le menton en avant, par conséquent, la voûte du crâne est accommodée, selon la direction du détroit inférieur et les diamètres de la face sont
adaptés à ceux de la mère, mais elle est surtout la seule
partie fœtale dans l'excavation, les épaules restant au-dessus du détroit supérieur, puisque la symphise mesure la
hauteur du cou.

Le menton est sorti sous la symphise pubienne et a diminué ainsi la longueur du diamètre occipito-mentonnier.
Quand la région sous-mentale a pris son point d'appui sous
l'arcade pubienne, le mouvement d'engagement est terminé, la tête va exécuter sa déflexion. Mais ce mouvement
s'exécute avec beaucoup de lenteur, car les diamètres que
la face présente successivement au diamètre antéro-postérieur dans la déflexion sont presque aussi longs que ceux

de la mère. La contraction utérine et les efforts volontaires poussant fortement le fœtus, une partie des forces vient se détruire contre l'arcade pubienne, l'autre, la plus grande, est transmise à la région postérieure de la tête qui se fléchit peu à peu, la résistance étant nulle, puisqu'il y a accommodation de plans, et les deux surfaces de courbures contraires pouvant glisser très-facilement l'une sur l'autre. Le périnée s'abaisse, l'occiput le fait tomber en arrière et bientôt la face se dégage encore par les diamètres sous-mento, parce qu'ils sont plus petits que ceux qui partent de la pointe du menton : accommodation des diamètres.

5° ACCOMMODATION PENDANT LE CINQUIÈME TEMPS. — Après son expulsion, la tête retombe par son propre poids sur le périnée avec lequel elle est en contact par l'occiput. La seconde partie fœtale, comme dans l'accouchement par le sommet, va se présenter au détroit inférieur, auquel elle doit s'accommoder : les épaules tournent à l'intérieur et forcent la tête à exécuter à l'extérieur le même mouvement. Si la tête tourne au dehors c'est à cause de la rotation des épaules dans l'excavation pelvienne. Le tronc sort ensuite en s'accommodant par un léger mouvement de spirale aux contours de l'excavation pelvienne.

Dans les présentations de la face, la tête subit une modification importante provenant de son accommodation dans l'excavation. Les os de la voûte du crâne sont allongés en cône nettement marqué, dont la pointe tronquée serait à l'occiput. Cette déformation résulte bien de la forme imprimée à la tête par les parties maternelles lors de son passage à travers elles, car elle disparaît au bout de quelques jours. C'est une nouvelle preuve de l'erreur de Hecker qui admet, comme nous venons de le voir, la préexistence à la présentation de la longueur plus grande de la partie postérieure de la tête, la dolichocéphalie.

3° — Présentation de l'extrémité pelvienne

L'accommodation est la même dans cette présentation que dans les deux premières, aussi n'entrerons-nous pas dans de grands détails, pour ne pas trop nous répéter.

Dans l'étude de l'accommodation du fœtus se présentant par l'extrémité pelvienne, nous n'attacherons pas grande importance à la présentation incomplète : il est évident qu'il ne pourra pas exister d'accommodation pour les membres inférieurs fléchis sur eux-mêmes ou défléchis. Nous allons donc décrire l'accommodation dans la présentation de l'extrémité pelvienne complète, c'est-à-dire celle dans laquelle les membres inférieurs sont relevés sur le plan antérieur du fœtus.

Accommodation pendant le premier temps. — La partie fœtale a de la peine à pénétrer dans le pelvis avant le travail de l'accouchement, à cause de sa mauvaise accommodation de forme et de son peu de résistance. Mais dès que la contraction utérine se manifeste, cette partie molle, peu résistante, complexe, est refoulée contre le détroit supérieur. Les cuisses se rapprochent de l'abdomen qu'elles dépriment, les jambes se replient sur la face postérieure des cuisses, les pieds se placent en dedans. L'extrémité pelvienne se moule sur le détroit supérieur ; elle s'accommode à sa forme et à ses dimensions. Nous avons dit précédemment que cette présentation se rencontrait fréquemment chez les multipares : dans ce cas, une autre « accommodation se fait sous l'influence du travail. La contraction utérine redresse la direction de l'axe fœtal et la met au parallélisme de celle de l'axe utérin. Le fœtus est donc accommodé pendant ce temps à la forme, au volume du détroit supérieur et à la direction de son axe.

Il y a plus : dans quelques cas rares où l'on observe le diamètre sacro-pubien du fœtus dans le sens du diamètre sacro-pubien de la mère ou de son diamètre transverse, la force utérine doit encore accommoder le plus grand diamètre de l'extrémité pelvienne, le bis-iliaque au diamètre oblique gauche du détroit abdominal ; il y a donc en même temps accommodation de diamètres.

ACCOMMODATION PENDANT LE SECOND TEMPS. — Ce temps n'est pas très-intéressant. Sous l'influence de la puissance, l'extrémité pelvienne s'engage par la hanche antérieure et pénètre jusqu'au plancher périnéal, en accommodant, à cause de sa souplesse, sa forme et sa direction à la forme et à la courbure du bassin.

ACCOMMODATION PENDANT LE TROISIÈME TEMPS. — Dans les deux positions les plus communes du siége, la sacro-iliaque gauche antérieure et la sacro-iliaque droite postérieure, la hanche antérieure qui s'était engagée la première n'a pas beaucoup d'espace à parcourir pour venir se placer sous l'arcade pubienne. De plus, il faut remarquer dans les deux cas le parallélisme du plan de la partie engagée avec celui du périnée, ce qui n'arrivait dans les présentations de l'extrémité céphalique en droite postérieure qu'après le mouvement de rotation. Le mouvement de rotation destiné à ramener la hanche antérieure sous la symphise pubienne ne présente pas, par conséquent, dans ces cas, de grandes difficultés, d'autant plus que le siége se dégage toujours un peu en diagonale. La contraction utérine, ne passant plus par le centre de figure de l'extrémité pelvienne placée maintenant dans l'axe du détroit inférieur, exerce son action entre ce centre de figure et le bord postérieur de ce siége; ce bras de levier postérieur plus court subit donc la pression tout entière et glisse sur le plan incliné périnéal en repoussant plus en avant la hanche antérieure, ce qui est possible à cause de la flexi-

bilité de la partie engagée. Ce mouvement de flexion antérieure de la partie en rotation est dans cette présentation
très-facile à observer : il favorise le glissement sur le plancher du bassin, comme dans les autres attitudes du fœtus.
La rotation doit cependant toujours se faire sur l'axe fœtal
pris comme pivot à cause de la résistance du pourtour du
bassin, résistance qui est toutefois vite annulée par le glissement de la partie.

ACCOMMODATION PENDANT LE QUATRIÈME TEMPS. — Le diamètre bis-iliaque se trouvant sur le coccyx sous-pubien, ou
à peu près dans sa direction, la hanche antérieure va se
dégager, sortir hors du bassin sous l'arcade pubienne.
il y a ainsi meilleure accommodation de diamètres, puisqu'ils sont tous plus petits que le bis-iliaque.

La force comprimant toujours les parties postérieures
courbe de plus en plus le fœtus sur son côté antérieur et
amène l'expulsion de la hanche postérieure et des membres
inférieurs, le dos en avant.

La première partie fœtale est dégagée, mais c'est la plus
petite, la plus souple, elle a pu se mouler dans l'excavation
sans adapter absolument ses diamètres, les deux autres
parties fœtales vont présenter des difficultés d'accommodation plus sérieuses.

Les épaules tournent à leur tour dans l'excavation ;
l'épaule antérieure vient se placer sous l'arcade pubienne
afin que le bi-acromial mesure l'étendue du coccyx sous-
pubien, afin qu'il y ait accommodation du diamètre.
L'épaule qui est en avant se dégage la première, d'après
P. Dubois ; on rencontre des cas cependant où, comme le
dit Cazeaux, l'épaule postérieure est expulsée la première.

Il faut enfin qu'il y ait accommodation pour l'expulsion
de la tête.

ACCOMMODATION PENDANT LE CINQUIÈME TEMPS. — Pendant que les épaules franchissent le détroit inférieur, la tête, plus ou moins complétement fléchie, traverse le détroit abdominal accommodé par son plus grand diamètre au plus grand diamètre de ce détroit, en même temps qu'à la direction de l'axe du détroit supérieur. Elle tourne dès qu'elle est arrivée sur le plancher périnéal afin d'accommoder ses diamètres à ceux du détroit inférieur. L'accommodation dans le bassin de la tête venant la dernière est absolument la même que celle que nous avons observée dans la présentation du sommet. Comme le dos est revenu en avant après son dégagement, l'occiput est à la partie antérieure, il reste dans l'excavation, le point d'appui se prend encore à la région de la nuque afin de présenter des diamètres d'accommodation moins grands au passage des parties génitales externes. La force agissant toujours sur la partie postérieure de la tête, c'est-à-dire sur le front et le bregma, refoule cette partie en bas et en avant avec la plus grande facilité, car il y a accommodation de forme et de direction.

Il y a cependant des anomalies dans ce temps de dégagement de la tête, dans les présentations pelviennes. Le dos, au lieu de revenir en avant, peut rester en arrière et occasionner ainsi des difficultés dont on viendra facilement à bout si on connaît les lois de l'accommodation.

Le dos étant en arrière, la tête peut être fléchie dans l'excavation; il y a, si nous pouvons employer cette comparaison, présentation du sommet au détroit supérieur, le sommet regardant en dedans. Que doit-il se passer au temps de dégagement dans les présentations du sommet? la tête doit se défléchir, le menton par conséquent s'éloigne du thorax. Mais dans la véritable présentation du sommet, la tête est libre, dégagée et peut faire des mouvements : ici elle ne le peut pas puisqu'elle est fixée; il faut cependant qu'elle se défléchisse pour son dégagement, que fera-t-on? La tête est fixée, on éloignera du menton la partie mobile,

déjà sortie, le thorax, on dégagera, comme le dit le professeur Pajot, *dos sur dos*.

Le dos étant encore en arrière, la tête peut s'être défié-
chie dans son passage à travers la partie supérieure du
pelvis; il y a, si l'on veut nous permettre de continuer
notre comparaison, présentation de la face au détroit supérieur, la face regardant en dedans. Dans le dégagement
normal, la face se dégage par flexion, le menton se rapproche de la partie antérieure du thorax dont il était
éloigné, mais ici la face est fixée, ce sera donc le plan
antérieur du thorax qui devra se rapprocher d'elle; on
dégagera *ventre sur ventre*, comme le dit encore le professeur Pajot.

Dans ces deux cas d'anomalie, on aura ainsi observé les
lois de l'accommodation.

4°. — Présentation de l'épaule

Quoiqu'on ne doive jamais compter sur la terminaison
spontanée de l'accouchement, lorsque le fœtus se présente
transversalement, à cause du défaut complet d'accommodation au détroit supérieur, il n'en est pas moins vrai que
l'on a vu, dans quelques cas, une terminaison spontanée
par les seules ressources de la contraction utérine, et
d'après une accommodation plus ou moins forcée du fœtus
dans l'excavation pelvienne.

L'expulsion spontanée du fœtus dans les présentations
du tronc se rapporte à trois modes d'accommodation différents que l'on rencontre très-rarement.

Dans l'un, *version céphalique spontanée*, le diamètre
longitudinal du fœtus, d'abord transversalement placé,
est ramené dans l'axe de l'utérus; il y avait mauvaise accommodation de forme et de direction, soit dans la cavité

utérine, soit avec le détroit supérieur, la contraction a fait glisser le fœtus par des mouvements de va-et-vient contre la paroi interne de l'utérus, comme les deux surfaces sont lisses et pas anguleuses, l'accommodation peut se faire et l'accouchement se termine comme si la tête s'était présentée primitivement. C'est une transformation de présentation. Dans le second mode d'accommodation spontanée, *version pelvienne spontanée*, la force utérine ramène l'extrémité pelvienne à l'entrée du bassin et repousse la tête dans le fond de l'utérus. C'est à la suite de la possibilité du glissement de deux corps, l'un contenu, l'autre contenant, que ce changement de situation peut s'observer. C'est encore une transformation de présentation.

Dans une troisième terminaison naturelle et spontanée de la présentation du tronc, l'accouchement est régi par les mêmes lois qui président à l'expulsion du fœtus dans les présentations normales, c'est celle que l'on nomme *évolution spontanée*.

Cette terminaison naturelle de la présentation de l'épaule a été signalée en 1772 pour la première fois par Th. Denman (1). Baudelocque, Gardien, Mme Lachapelle en ont cité depuis quelques cas.

ACCOMMODATION PENDANT LE PREMIER TEMPS. — Dès la rupture des membranes, la partie fœtale tend à diminuer de volume, l'épaule en présentation est repoussée dans l'excavation et la tête s'infléchissant fortement se met au contact de l'épaule supérieure. Amoindrissement de la partie, tendance à l'accommodation du volume fœtal à la surface du détroit supérieur.

ACCOMMODATION PENDANT LE SECOND TEMPS. — La con-

---

(1) *London medic. Journ.*, 1785, t. V, p. 371.

traction utérine agissant de plus en plus sur la partie ainsi
amoindrie la refoule profondément dans l'excavation sans
toutefois qu'elle atteigne le plancher périnéal à cause du
volume de la partie au détroit supérieur. Le défaut d'accommodation empêche ce temps de se compléter.

ACCOMMODATION PENDANT LE TROISIÈME TEMPS. — Ce temps
porte sur le corps tout entier. L'extrémité pelvienne exécutant un mouvement d'avant en arrière se met au contact
de la symphise sacro-iliaque gauche, tandis que la tête
glissant sur le détroit supérieur vient se placer sur la symphise pubienne. La progression peut se faire puisque le cou
mesurant la hauteur de la symphise pubienne permet
à la tête de rester au-dessus du détroit supérieur.

ACCOMMODATION PENDANT LE QUATRIÈME TEMPS. — L'épaule
qui s'est dégagée reste immobile sous la symphise pubienne
retenue par la tête qui est fixée au détroit supérieur, le tronc
s'infléchit sur lui-même, se ploie en double, de façon à se
mouler sur la courbure de l'excavation pelvienne et l'on
voit successivement apparaître les parties latérales supérieures et inférieures du tronc, la hanche, les cuisses et enfin l'extrémité des membres inférieurs.

La tête restée dans l'excavation se dégage comme dans
la présentation de l'extrémité pelvienne.

Nous pouvons comparer, comme Cazeaux l'a déja fait, la
présentation du plan transversal à celle de la face. Dans la
première comme dans la seconde, la partie diminue de volume, se tasse, s'amoindrit, mais elle ne peut pénétrer à
travers le détroit supérieur, car ses diamètres ne sont pas
accommodés à ceux du détroit supérieur. Le bi-acromial
et le bi-pariétal réunis ne passeront pas plus à travers un
des diamètres du détroit abdominal que le sterno-frontal.

Le mouvement d'engagement est donc très-limité à cause
de l'accommodation défectueuse.

Dans la présentation de la face, ce sont les épaules qui ênent l'engagement; dans celle de l'épaule, c'est la tête qui l'empêche. Il faut donc que, dans les deux cas, la difficulté soit vaincue, que l'obstacle soit évité; le mouvement de rotation accommodera les parties de telle façon que la progression pourra se faire. En effet, dans les deux cas, après ce mouvement de rotation, les épaules dans la présentation de la face, la tête dans la présentation du tronc resteront au-dessus du détroit supérieur, le cou pouvant mesurer la hauteur de la symphise pubiènne. Une des deux parties, qui tendaient à pénétrer en même temps dans le détroit, reste au-dessus, tandis que l'autre s'accommode à la forme et aux diamètres de l'excavation pelvienne. Mais, tandis que, pour la face, le dégagement est facile à cause de la bonne accommodation de volume, de plans, de direction, ce temps présente de très-grosses difficultés pour le tronc à cause de l'inflexion en deux nécessitée par la capacité de l'excavation.

Dans les deux autres temps, l'accommodation se fait absolument de la même façon dans les deux présentations.

Nous pouvons enfin résumer en deux mots ce long chapitre et avancer que :

Sous l'influence d'une force à direction constante, la loi d'accommodation du contenu au contenant régit, à terme, tous les mouvements du fœtus dans l'accouchement naturel.

CHAPITRE SECOND

ACCOMMODATION ARTIFICIELLE

Si nous avons tant insisté sur l'accommodation naturelle, physiologique, du fœtus dans l'accouchement normal, c'est que cette connaissance très-exacte est absolument nécessaire dans l'étude de l'accommodation provoquée artificiellement par l'accoucheur lorsque les efforts de la nature sont impuissants.

Comme l'a dit Levret : « Il ne faut pas moins de science pour reconnaître quand la nature peut se suffire à elle-même qu'il ne faut avoir d'acquit dans l'art des accouchements pour la seconder à propos. »

L'accommodation, avons-nous dit, s'applique en obstétrique au rapport qui doit exister entre le fœtus et le bassin, au commencement ou pendant le travail de la parturition. Ce rapport peut faire défaut : 1° lorsque le bassin est trop petit pour laisser passer le fœtus à terme; 2° lorsque le fœtus est trop gros ou en mauvaise présentation pour s'engager à travers la filière pelvienne.

1° DÉFAUT D'ACCOMMODATION PROVENANT DU BASSIN. — *Attitude, présentation du fœtus dans les bassins rétrécis.* — Un mois, six semaines avant le début du travail, chez les primipares à bassin normal, la tête commence à s'engager ; chez les multipares, au contraire, cet engagement se fait beaucoup plus tardivement, quelquefois même seulement lors des premières contractions utérines. La tête se trouve dans ce cas fixée au détroit supérieur, la présentation ne change plus.

Mais chez les femmes à bassin vicié par un rétrécissement au détroit supérieur, il n'en est pas ainsi, les statistiques prouvent aussi que les présentations vicieuses sont au moins quatre fois aussi fréquentes que dans les bassins normaux ; et cela chez des primipares, dont les parois rigides peuvent, comme nous l'avons vu, maintenir à elles seules le fœtus dans son attitude première. Combien cette fréquence doit être plus grande encore chez les multipares dont les parois souples et peu élastiques laisseront le fœtus s'accommoder dans toutes les situations.

La distension difficile, la rigidité de la paroi utérine peuvent bien encore, chez les primipares surtout, forcer le fœtus à garder ses rapports de forme avec la cavité utérine, mais souvent la tête glisse sur le détroit supérieur, avec lequel elle ne peut pas s'accommoder, se place en avant ou sur les côtés, sur la symphise pubienne ou dans une des fosses iliaques, d'où des présentations inclinées, des présentations de l'extrémité céphalique défléchie.

L'utérus, on le sait, est très-mobile et très-flasque chez la femme rachitique ; chez elle aussi, il n'est pas rare de rencontrer une souplesse particulière des tissus, surtout à la paroi abdominale, à cause de la graisse qui les double ; le ventre est bien souvent en besace. L'utérus, n'étant plus maintenu, retombe en avant au lieu d'avoir son inclinaison normale ; son axe devient quelquefois presque horizontal, sa forme, sa direction changent ; par conséquent, la forme et la direction du fœtus changent en même temps, d'où des présentations de l'extrémité pelvienne et du plan transversal.

Le pelvis peut d'autant plus se présenter dans ce cas-là, qu'il accommode sa forme évasée aux grands diamètres que lui présentent l'utérus dans son segment inférieur et la paroi abdominale relâchée.

Si la tête est simplement inclinée, les premières contractions suffisent à la ramener dans l'axe de l'utérus, de telle sorte qu'il y a encore de nouveau présentation du sommet ; dans beaucoup d'autres cas cependant, la tête a glissé et s'est échappée dans l'une des fosses iliaques, l'épaule remplace la tête, il se produit une présentation transversale par un autre mécanisme que celui dont nous venons de parler.

En tous cas, la région fœtale en présentation ne s'accommode pas à la surface du détroit supérieur, elle laisse des vides entre elle et le pourtour du bassin, d'où des procidences de membres et du cordon.

Accommodation du fœtus au bassin rétréci pendant le travail. — Dès que la contraction utérine refoule la partie en présentation, jusque-là mobile, contre le pourtour du détroit supérieur, cette partie est obligée de s'accommoder. Dans les bassins rachitiques, que nous prenons comme type, le diamètre antéro-postérieur du détroit abdominal est rétréci à cause du refoulement en avant de l'angle sacro-vertébral et de toute la partie postérieure du bassin, les diamètres obliques sont par conséquent diminués aussi, c'est le diamètre transverse qui est le plus grand, c'est vers lui que se dirige la suture sagittale, il y a donc une occipito-iliaque gauche transversale ou une occipito-iliaque droite transversale.

Présentation du sommet. — Les bassins rachitiques, rétrécis au détroit supérieur, étant de beaucoup les plus nombreux, ont été plus étudiés que les autres. Cependant le mécanisme de l'accommodation naturelle dans l'engagement du fœtus à travers leur diamètre conjugué est encore peu connu, c'est précisément ce qui donne lieu à toutes les discussions sur l'emploi du forceps et de la version dans les cas de mauvaise conformation du bassin. La possibilité même de cet engagement est soumise à tant d'autres conditions diverses de volume, de résistance ou d'inflexibilité de la tête qu'on ne la rencontre que rarement.

Haselberg (1) décrit l'accommodation, pendant le travail, dans le bassin aplati. Il suppose que la tête fœtale a les diamètres suivants qui diffèrent très-peu de ceux que nous avons donnés :

Diamètre longitudinal .11,96
— bi-pariétal. 9,25
— bi-temporal 8,12
— petit oblique 10,16
— grand oblique 14,22

Il admet encore des degrés dans la conformation vicieuse du bassin, degrés qui ne s'éloignent pas trop de ceux que P. Dubois avait admis,

1er degré de 10,83 à 9,48
2e degré de 9,48 à 8,12
3e degré de 8,12 à 6,77

Présentation du sommet. 1er *degré de* 10,83 à 9,48. — La tête se place transversalement dans le détroit supérieur et c'est son diamètre transverse qui doit se placer dans le conjugué. L'occiput descend, et comme le conjugué est assez grand pour le diamètre bi-pariétal, c'est celui-ci qui s'engage, la petite fontanelle s'approchant du centre tandis que la grande s'en éloigne. La suture sagittale est à égale distance de la symphise et du promontoire, la tête perpendiculaire au plan du détroit supérieur, absolument comme dans le bassin normal. La tête descend ainsi tranversalement jusqu'au plancher du bassin sur lequel elle peut exécuter son mouvement de rotation sans ancune difficulté. L'accommodation est à peu près la même que dans l'accouchement normal.

2e *degré de* 9,48 à 8,12. — La tête se présente encore trans-

---

(1) Beiträge, t. II, p 211.

versalement, mais le diamètre bi-pariétal ne peut plus franchir le conjugué. L'occiput s'abaisse le premier et le bi-temporal s'engage selon la direction du conjugué.

3e degré de 8,12 à 6,77.—Le diamètre bi-temporal lui-même ne peut plus passer. La tête est encore transversale et le diamètre bi-temporal se trouve au-dessus du conjugué. Mais comme ce diamètre est trop petit, c'est une de ses extrémités qui glisse, le plus souvent celle qui rencontre le moins de résistance, c'est-à-dire l'antérieure, qui peut plus facilement glisser sur la symphise qui n'est inclinée que sur le promontoire. Cette extrémité antérieure descend jusqu'à ce que la région de la suture écailleuse se trouve sur le bord supérieur de la symphise.

Pendant ce temps, le pariétal postérieur reste fixé contre le promontoire ou remonte un peu au-dessus, de façon à être en contact avec lui par son angle antérieur et supérieur. On sent ainsi la suture sagittale transversalement dirigée, reportée en arrière et près du promontoire. La grande fontanelle est tout près de l'angle sacro-vertébral, tandis qu'on sent le bord supérieur de l'oreille derrière la symphise. Le pariétal postérieur est rarement le plus bas. La tête s'aplatit dans ce sens et finit quelquefois par passer.

4e degré au-dessous de 6,77.—La tête est au-dessus du détroit supérieur, sans pouvoir en aucun cas à terme s'engager à travers le rétrécissement.

Schrœder (1) ne décrit pas la même adaptation : « Quand, dit-il, le bassin est uniquement rétréci dans le conjugué, l'engagement normal de la tête, par son diamètre pariétal dans le conjugué, trouve un obstacle au point rétréci. Cet obstacle est beaucoup plus rapproché de l'occiput que du sinciput. La résistance augmentant à l'occiput, il faudra

---

(1) *Traité des acc.*, p. 491.

alors, malgré la longueur plus grande du bras du levier, que le sommet descende plus bas. Mais aussitôt que le menton s'est un peu éloigné de la poitrine, la direction suivant laquelle agit la force expulsive, c'est-à-dire la colonne vertébrale, se rapprochera du front et le bras de levier antérieur deviendra plus court, le postérieur plus long ; par conséquent il faut, puisque la résistance est accrue à l'occipital, et que cette résistance agit sur un bras de levier devenu relativement ou absolument plus long, que le sinciput descende encore plus bas.

« Dans le bassin simplement aplati, la tête s'engage par conséquent au détroit supérieur, le sinciput étant la partie la plus basse et la suture sagittale transversalement dirigée. »

Schrœder, croyons-nous, est beaucoup trop absolu quand il décrit ainsi l'accommodation dans les bassins rétrécis ; cela est vrai dans les bassins rétrécis de 6 à 7 centimètres et demi, mais c'est bien moins juste dans ceux qui sont compris entre 8 et 11 centimètres. A mesure que l'on se rapproche des diamètres normaux du bassin, on se rapproche aussi de l'accommodation normale du fœtus; aussi Haselberg nous paraît se rapprocher beaucoup plus de la vérité.

C'est ce que nous ont démontré des examens répétés que nous ayons faits sur cinq femmes atteintes de rétrécissements rachitiques. Chez trois de ces femmes, le promonto-sous-pubien mesurait une longueur de 9 centimètres à 10 centimètres 5, soit, après la déduction, un diamètre conjugué, compris entre 8 et 9 centimètres. Chez deux de ces femmes, apportées à la clinique d'accouchements après un travail commencé depuis longtemps, l'occiput était la partie la plus déclive de la tête et la suture sagittale était dirigée suivant le diamètre transverse du bassin, un peu plus en arrière cependant ; l'engagement avait donc de la tendance à se faire comme dans les bassins normaux, et cependant il fut nécessaire d'intervenir par le forceps chez l'une, par le forceps et la crâniotomie chez l'autre.

Chez une autre, la tête, après s'être engagée de la même façon, finit par franchir l'obstacle, mais après avoir été marquée, à son passage contre l'angle sacro-vertébral, d'une empreinte profonde. Chez les deux dernières femmes, la tête fœtale était beaucoup plus haute, difficilement accessible, parce que le rétrécissement était beaucoup plus considérable et mesurait, chez l'une 7 centimètres 1/4, chez l'autre 7 centimètres 1/2. Dans ces deux cas, on atteignait la partie antérieure du crâne, on touchait la fontanelle antérieure tout près de l'angle sacro-vertébral et tournée de son côté; la tête, un peu inclinée sur son pariétal antérieur, tendait à s'engager par le bi-temporal. La céphalo-tripsie fut nécessaire dans les deux observations.

Ces observations ne sont certainement pas assez nombreuses pour qu'il nous soit encore permis de conclure; on peut cependant avancer qu'elles ne contredisent pas les règles de l'accommodation.

Nous avons donc une certaine disposition à admettre : que l'engagement tend à se faire dans les bassins peu rétrécis par le contact du diamètre bi-pariétal avec le diamètre conjugué, le plan de la voûte crânienne se trouvant au parallélisme des plans de l'excavation pelvienne ou sensiblement parallèle.

Dans les bassins notablement rétrécis, la tête a de la tendance à mettre au contact du diamètre rétréci un plus petit diamètre que le bi-pariétal et à mesurer ainsi le conjugné par son bi-temporal; elle pénètre de plus dans le détroit abdominal par une des extrémités de ce diamètre bi-temporal, car il est encore trop étendu pour s'engager perpendiculairement.

Dans le premier cas, l'accommodation est à peu près la même que dans les bassins normaux; dans le second cas, elle se fait d'une façon différente parce que le rétrécissement est trop considérable : néanmoins elle tend à faire tourner l'obstacle par un meilleur rapport de diamètres.

La difficulté de passage à travers le rétrécissement supérieur étant vaincue, l'accommodation se fait comme dans les bassins normaux dans les autres temps de l'accouchement.

Les présentations de la face sont plus fréquentes dans les bassins rétrécis que dans les normaux. L'accommodation est bien plus difficile, la face reste transversalement placée, le menton éprouve les plus grandes difficultés pour revenir en avant et il faut le plus souvent intervenir.

Dans *les présentations du siége*, l'accommodation se fait presque régulièrement à cause de la souplesse des parties qui s'engagent, à moins qu'on ne soit en présence d'un bassin très-rétréci. Les difficultés se présentent au moment du contact de l'extrémité céphalique avec le rétrécissement. Le diamètre longitudinal du crâne se place dans le sens du diamètre transverse du bassin, cette direction est forcée, toute autre accommodation ne permettant pas l'expulsion.

Mais en outre, la tête doit tâcher d'accommoder son plus petit diamètre au diamètre conjugué. C'est ce qu'elle fait plus facilement dans la présentation de l'extrémité pelvienne que dans celle du sommet, répondent Haselberg et un grand nombre d'auteurs anglais et allemands, qui n'invoquent cependant pas tous les mêmes motifs de cette meilleure accommodation.

D'après Haselberg, la tête se place par son diamètre transverse dans le sens du conjugué, la région de la suture coronale en avant du promontoire, même dans le cas où l'on ne peut pas abaisser le menton. Dès que les tractions commencent l'occiput s'abaisse, le menton s'éloigne de la poitrine, et c'est le diamètre longitudinal, ou même un diamètre encore plus grand se rapprochant du grand oblique (1) qui se trouve dans le plan du détroit supérieur. Les tubérosités pariétales se placent latéralement et c'est un diamètre situé en avant d'elles qui pénètre dans le conjugué. Il faut donc que ce soit le bi-temporal.

Nous répondrons d'abord qu'il est nécessaire que la tête soit bien défléchie pour que les bosses pariétales soient placées latéralement ; mais, en admettant même cette situation, de deux choses l'une, ou le bassin est suffisamment grand pour laisser passer les bosses pariétales à travers son conjugué, et il n'y avait pas besoin de substitution de diamètres et de cette extension, ou bien il n'est pas assez grand, il est trop aplati, dans ce cas les bosses pariétales seront si près du bi-temporal qu'elles empêcheront encore l'engagement de la tête. La contiguité des bosses pariétales dans la situation défléchie de la tête avec le bi-temporal ne peut être niée dès que l'on regarde un crâne dans cette position. Il y a donc de grandes difficultés pour le passage de la tête s'engageant la dernière dans un bassin rétréci.

On peut nous objecter que nous avons admis l'adaptation du bi-temporal au conjugué pour le passage de la tête venant la première, cela est vrai, mais tandis que, dans la présentation du crâne, ce diamètre et, par conséquent, le bi-pariétal voisin s'engageaient obliquement par leur extrémité postérieure, ces mêmes diamètres s'engagent perpendiculairement dans la présentation de l'extrémité pelvienne.

Quelle doit donc être la conduite de l'accoucheur quand il se trouve en face d'un rétrécissement du bassin ? Doit-il se trouver heureux de rencontrer une présentation du sommet, ou doit-il préférer une présentation de l'extrémité pelvienne ? Doit-il appliquer le forceps ou doit-il faire la version ?

---

(1) Le grand oblique mesure la distance comprise entre la pointe du menton et la partie la plus saillante de la suture écailleuse.

En un mot, *accommode-t-on* mieux par le forceps que par la version la tête fœtale au détroit supérieur rétréci ?

C'est une question bien difficile à résoudre, bien controversée que celle-ci ! La plupart des auteurs anglais et allemands : Simpson, Scanzoni, Schrœder, Schatz, Cohnstein, Lowenhardt, Höning, Haselberg, etc., se prononcent pour la version, nos maîtres et la plupart des accoucheurs français préfèrent le forceps, notamment Baudelocque, Flamant, Capuron, P. Dubois, Velpeau, Jacquemier, Devilliers, les professeurs Depaul et Pajot, Danyau, Joulin, etc.

Comme l'a dit, à ce sujet, le docteur Charpentier, dans le cours si remarquable qu'il a fait cette année à la Faculté : « C'est seulement depuis que l'on connaît bien le mécanisme de l'accouchement dans les bassins rétrécis que cette question a pu être sérieusement discutée. Elle est cependant encore difficile à résoudre, car les procédés employés par les auteurs, les raisons qu'ils donnent varient suivant un grand nombre de points ».

Cette question, une des plus intéressantes de l'obstétrique moderne, nous entraînerait dans de trop longues discussions ; nous ne pouvons cependant pas nous empêcher de citer quelques preuves données à l'appui de la version, par Simpson et quelques accoucheurs allemands, et tirées de l'accommodation.

Théoriquement, 1° Simpson (1) compare la tête fœtale à un cône qui devrait passer à travers un anneau représenté par le bassin, à un A passant à travers un O. L'accommodation de forme serait donc meilleure.

2° La tête, tirée à travers le bassin déformé, s'adapte généralement elle-même ou peut être artificiellement dirigée, de manière que son plus petit diamètre, le bi-temporal, s'engage, au lieu du diamètre bi-pariétal, suivant la

______

(1) *Prov. méd. and. surg. J.* 1847, p. 673.

distance la plus rétrécie du détroit abdominal. Accommodation meilleure de diamètres.

3° La voûte du crâne est plus aisément réduite quand elle est expulsée en dernier lieu que lorsqu'elle s'engage la première. Meilleure accommodation de volume.

A ces preuves théoriques, données par Simpson en faveur de la version, Joulin (1), partisan du forceps répond par ces objections qui nous paraissent concluantes :

1° La comparaison d'un A passant à travers un O, est inacceptable.

Quand le travail dure depuis longtemps, la tête est fortement fléchie, ce n'est pas alors le bregma qui se présente, mais bien un point voisin de l'occiput qui forme le sommet d'un cône ayant pour base les bosses pariétales et qui présente plus de hauteur que le cône pariéto-mastoïdien et d'une épaisseur moindre à son sommet. C'est donc le forceps qui accommode le mieux la tête à la forme du détroit supérieur.

2° On a les mêmes avantages avec le forceps ; on a de plus celui d'engager la tête par le sous-occipito bregmatique plus petit que l'occipito-frontal. Le forceps accommode mieux les diamètres du contenu et du contenant que la version.

3° Dans le travail prolongé, la tête est ordinairement fléchie, elle n'a pas de tendance à s'engager par le bregma, mais par le sommet du cône occipito-pariétal. Il n'y a donc pas besoin de meilleure accommodation de volume, puisque le contenu et le contenant sont adaptés dans leur forme.

Les autres preuves données par Simpson sont tirées de *l'observation clinique*, nous ne devons citer que celle-ci, qui est un résultat de l'accommodation. Les compressions

---

(1) Du Forceps et de la Version dans les rétréciss. du bassin. *Mém. de l'Acad. de méd.*, 1865, t. XXVII.

et déformations subies par le crâne seraient moindres dans la version que dans l'application du forceps ; nous ne le croyons pas.

Scharlau (1) ajoute, aux raisons données par Simpson, que l'on peut utiliser plus facilement l'élasticité des os, à la suite de la version, non-seulement le bi-temporal s'engage, mais le bi-pariétal peut, par la dépression et la flexion des pariétaux se réduire assez pour permettre l'engagement. Pourquoi ce même effet ne se produirait-il pas à la suite de la traction par le forceps ? La compression subie par la tête en avant et en arrière sera la même, que la voûte passe la première ou la dernière.

Schatz (2), Schrœder (3) invoquent d'autres preuves tirées de l'état de la mère et de l'enfant.

Cohnstein (4) pense qu'il faut faire la version, parce que, pendant cette opération, le volume du crâne diminue davantage. En effet, par suite de la pression, le liquide céphalo-rachidien et le sang contenu dans le crâne se trouvent chassés par le *Foramen magnum* dans le canal rachidien. Le cerveau fœtal contient relativement peu de sang par rapport au liquide céphalo-rachidien, ces deux liquides sont en proportion inverse. L'auteur avoue aussi qu'à la suite de cette compression du cerveau, la vie de l'enfant est plus compromise, mais comme la vie de l'enfant est, pour lui, sans importance, comparée à celle de la mère, il conseille la version.

Nous ne reparlerons pas de la théorie de Otto de Haselberg que nous connaissons déjà.

Toutes ces objections des partisans de la version ne peuvent pas nous convaincre ; l'accommodation de volume, de

---

(1) *Monat. f. Geburt.*, t. XXXVIII. 1868, p. 328.
(2) *Archiv. f. Gynœc.*, t. II, p. 163.
(3) *Monat. f. Geburt.*, t. XXXVIII. 1868.
(4) *Archiv. f. Gynœc.*, t. VII, p. 126.

forme, de diamètres, de direction même n'est pas meilleure, lorsque l'enfant se présente par l'extrémité pelvienne que lorsqu'il se présente par le sommet. Bien au contraire, tandis qu'avec l'instrument on peut faire exécuter quelques mouvements de rotation, essayer quelques tractions d'un côté ou d'autre pour tâcher de reconnaître la meilleure adaptation, ces tâtonnements de recherche sont, pour ainsi dire, impossibles, lorsque le tronc est hors des parties génitales. Au moins si ces désavantages étaient compensés par un meilleur résultat pour la mère ou pour l'enfant, pourrait-on hésiter? Pour le fœtus, sa vie court tous les dangers d'un fœtus qui naît par l'extrémité pelvienne et ils sont nombreux, ces dangers sont singulièrement aggravés par le rétrécissement du bassin; il résulte, du reste, de toutes les statistiques que la mortalité est bien plus fréquente lorsque l'on a fait la version dans les bassins rétrécis que lorsqu'une application de forceps a été faite. Pour la mère, l'extraction à la suite de la version est-elle enfin moins dangereuse? Elle offre certainement plus de dangers. La compression résultant de la traction sur le tronc est aussi nuisible que celle que l'on exerce par le forceps. Les organes naturels courent tout autant de dangers dans les deux cas.

Ajoutons toutefois, au désavantage de l'emploi de la version, que l'on est souvent obligé, après la décollation volontaire ou involontaire du fœtus d'appliquer le céphalotribe sur la tête restée au-dessus du détroit supérieur. Nous pourrions en donner plusieurs observations, entre autres deux, que M. le docteur Blot a bien voulu nous communiquer se rapportant à des femmes, ayant un rétrécissement de 8 cent. dans le conjugué, chez lesquelles, à la suite d'une présentation de l'épaule, on fut obligé de faire une version. Chez toutes les deux, après impossibilité constatée de faire passer la tête, le docteur Blot fut obligé de sectionner le cou et d'appliquer le céphalotribe.

Croit-on qu'à la suite de ces opérations répétées l'état de la mère ne se soit pas aggravé beaucoup?

On accommode beaucoup mieux par le forceps que par la version, mais il faut savoir comment l'accommodation se fera dans les deux cas. Nous n'avons pas à répéter ce que nous avons dit dans notre première partie, il faudra, se souvenant de l'accommodation à chacun des temps de l'accouchement, placer artificiellement le contenu dans les meilleurs rapports avec le contenant.

On agira de même lorsqu'on fera la version.

Dans quelques cas enfin le défaut d'accommodation est si grand que la tête fœtale ne peut pas traverser l'excavation en conservant son volume normal. C'est dans ces bassins rétrécis que l'on cause de graves désordres, si l'on veut forcer l'entrée de l'excavation; le rapport du fœtus au bassin ne doit jamais, dans aucun cas, être établi à la suite d'une violence exagérée de tractions, ce ne serait plus de l'accommodation. Il faut diminuer le volume de la tête, afin d'adapter son volume à celui du détroit rétréci. Cela ne suffit pas, il faut accommoder à la forme ou au sens des diamètres. Dans le bassin aplati rachitique plus au moins régulier, ce qui domine avant tout, c'est le rétrécissement du conjugué et l'augmentation du diamètre transverse. Quand nous aurons appliqué latéralement les branches du céphalotribe et que nous aurons écrasé la tête dans le sens du diamètre transverse, nous aurons amené par cet écrasement latéral l'augmentation du diamètre bi-pariétal ou antéro-postérieur et la diminution du longitudinal, ou transverse par rapport à la mère; l'accommodation n'existera plus. Nous devrons donc alors faire un mouvement de rotation au-dessus du détroit supérieur afin d'accommoder les plus petits diamètres de la tête écrasée à ceux du détroit rétréci et les plus grands aux plus grands.

Il existe malheureusement des cas, très-rares hâtons-nous de le dire, dans lesquels, même après un premier écrasement, ce rapport d'accommodation ne peut être observé. Que doit-on faire dans ces cas extrêmes ? Tant que l'on peut introduire l'instrument, nous pensons qu'on doit faire la céphalotripsie répétée sans traction, selon la méthode indiquée par le professeur Pajot. On écrase d'abord la tête, mais on laisse à la contraction utérine le soin de mouler cette première partie écrasée, sur le contour déformé du détroit supérieur. Comme les autres parties fœtales ne peuvent pas non plus franchir l'obstacle, on les écrase encore et la contraction utérine les pousse ainsi réduites, malléables pour ainsi dire, à travers le cercle pelvien, qui, lui, ne peut pas s'élargir sans disjonction des symphises, c'est-à-dire sans grave danger pour la mère.

En dernier lieu, quand la céphalotribe ne peut être appliqué, on doit avoir recours à l'opération césarienne.

Telles sont les difficultés d'accommodation que peut présenter le bassin rachitique ; elles se présentent, comme on a pu le voir, au détroit supérieur.

D'autres types de bassin peuvent empêcher l'accommodation du fœtus, soit dans l'excavation pelvienne, soit au détroit inférieur ; nous n'en parlerons pas, car la conduite à tenir sera la même que celle dont il vient d'être question : accommoder à la capacité du bassin rétréci le volume trop gros du contenu en le diminuant ; accommoder sa forme, lorsqu'il est ainsi écrasé, à celle de la partie rétrécie qu'il doit traverser.

Nous avons maintenant à examiner le défaut d'accommodation qui peut résulter d'une présentation vicieuse ou d'une mauvaise conformation du contenu.

2° Défaut d'accommodation provenant du fœtus. — Quand le fœtus se présente par l'épaule, son plus grand diamètre transversalement placé, ne peut pas s'accommoder au diamètre du bassin, on doit l'engager par une de ses extrémités, c'est ce que l'on fait le plus souvent par la version pelvienne, ou, bien plus rarement, par la version céphalique. Il y a toutefois des cas, hélas! trop nombreux, dans lesquels la rétraction utérine oppose un obstacle invincible à l'évolution artificielle de l'enfant dans la cavité utérine. On ne peut engager le fœtus par une de ses extrémités.

On est alors forcé d'éliminer une des deux parties qui tendent à s'engager simultanément dans l'excavation : la tête ou le tronc; dans l'un de ces modes d'embryotomie, la détroncation, on sectionne le cou, et la tête glisse au-dessus du détroit supérieur laissant le tronc s'engager par une des extrémités de son grand diamètre. Dans l'autre, l'éviscération ou méthode de Lee, on enlève tout ce que contiennent les cavités thoracique et abdominale, de façon que le tronc, ainsi réduit, puisse passer avec la tête. Dans les deux méthodes, l'accommodation de volume du contenu au contenant est ainsi obtenue.

L'hydrocéphalie est un obstacle à l'accommodation au détroit supérieur, soit que la tête se présente, soit qu'elle reste après l'expulsion du tronc. Cette tête ainsi déformée peut s'engager par un des trois mécanismes suivants : le liquide céphalo-rachidien passe dans les cavités thoracique et splanchnique; sous la peau, dans le tissu cellulaire sous-cutané; ou plus fréquemment sous le cuir chevelu. On fait la ponction le plus ordinairement.

On accommode dans les procidences des membres en ramenant le membre dans la cavité utérine. Si c'est impossible, on appliquera le forceps ou l'on fera la version suivant les cas.

Nous devrions enfin terminer cette étude en décrivant les lésions subies par le fœtus à la suite de son passage par accommodation naturelle ou artificielle, mais, ne pouvant mieux faire, nous renvoyons le lecteur à la thèse de concours du professeur Pajot : *des Lésions du fœtus pendant l'accouchement.*

L'accommodation du fœtus dans les bassins rétrécis est bien souvent la cause de sa mort, soit qu'elle survienne après une opération obstétricale faite pour diminuer le volume de la présentation, soit qu'elle. soit le résultat du passage forcé du fœtus. Elle est pour la mère l'origine de lésions si graves qu'elles peuvent aussi amener rapidement sa mort. Arrètons la grossesse à une époque où le fœtus viable pourra présenter des diamètres à peu près égaux ou même un peu plus grands que ceux du bassin maternel, et tâchons d'obtenir une accommodation naturelle du contenu au contenant.

ACCOMMODATION DU FOETUS AU BASSIN RÉTRÉCI, PENDANT LA GROSSESSE. — C'est par l'accouchement prématuré artificiel qu'on l'obtient.

On donne ce nom à une opération par laquelle l'art provoque l'expulsion d'un fœtus après l'époque de la viabilité, mais avant le terme ordinaire de la grossesse, dans le double but de sauver la mère et l'enfant. Cette opération pratiquée pour la première fois en Angleterre par Macaulay, en 1756, et en France par Stoltz, en 1830, est entrée dans la pratique obstétricale, grâce aux travaux de Stoltz, Dubois, Velpeau, etc.

La connaissance du rapport exact de la tête du fœtus et du bassin est d'une importance capitale; car d'elle dépendent et l'indication de l'opération et le moment précis où on doit la faire. Il ne suffit pas en effet d'avoir un enfant viable étant donné un bassin rétréci ; il faut que l'accouchement prématuré ait lieu dans les meilleures conditions de viabilité, eu égard au degré du rétrécissement.

L'expérience prouve que, sauf quelques rares exceptions, le fœtus est vraiment apte à jouir de la vie extra-utérine, à la fin du septième mois seulement. A cette époque, le diamètre bi-pariétal, qui s'accommode avec le diamètre rétréci, a, terme moyen, 7 centimètres environ ; c'est donc vers sept mois et demi que l'accouchement doit être provoqué, quand le rétrécissement du bassin est de 7 centimètres. Le diamètre fœtal est un peu plus grand, mais il diminue à cause de la réductibilité du crâne. Mais à mesure que le degré de rétrécissement diminue, le moment de l'opération peut être reculé. De là découle la nécessité de connaître exactement les dimensions de la tête depuis la fin du septième mois.

Les moyennes données par Stoltz sont les suivantes :

De la 32me semaine à la 33me = 7 cent.
De la 34me — — 35me = 8 cent.
De la 36me — — 37me = 8 cent. 1/2.

Ou en mois (Joulin) :

A 7 mois = 6 cent. 1/2.
A 7 mois 1/2 = 7 cent.
A 8 mois = 8 cent.
A 8 mois 1/2 = de 8 cent. 1/2 à 8 cent. et 1/7.

Les dimensions admises par Dubois ne sont pas exactement les mêmes. D'après lui, le diamètre bi-pariétal aurait :

A 7 mois. . . . . 7 cent. d'étendue.
A 7 mois 1/2 . . . . . 7 cent. 3/4.
A 8 mois. . . . . 8 cent. 1/2.
A 8 mois 1/2 . . . . . près de 9 cent.

Nous avons fixé plus haut à 7 centimètres le degré du rétrécissement du bassin pour le moment où le fœtus est réellement viable, c'est-à-dire de la 32me à la 33me semaine ou à 7 mois 1/2. Mais les auteurs ne sont pas d'accord sur la limite minimum. Quelques praticiens, comptant sur une réduction de la tête de 4 à 8 millimètres, ont pris pour limite inférieure du diamètre sacro-pubien 6 cent. 1/2. Cependant le professeur Stoltz, redoutant pour le fœtus les effets de cette accommodation forcée, c'est-à-dire une compression de l'encéphale pouvant devenir mortelle, attendu qu'à ce moment sa vitalité est moins énergique, et, de plus, tenant compte des parties molles qui tapissent le bassin, recule la limite minimum à 7 cent. 1/2.

Quant à la limite maximum, la plupart des auteurs la fixent à huit centimètres et demi. Cependant, comme à ce degré de rétrécissement l'accouchement spontané est rigoureusement possible lorsque les enfants sont .petits, quelques accoucheurs, Dubois et Cazeaux entre autres, estiment que chez les primipares on devrait laisser aller la grossesse jusqu'à terme. Mais la perfection des procédés employés a rendu l'accouchement prématuré tellement simple que cette opinion n'a pas prévalu, pas plus d'ailleurs que celle du docteur Desrivières (1) qui voudrait reculer la limite supérieure à neuf centimètres et demi.

Le tableau suivant, que nous empruntons à Joulin, indique d'une manière générale l'époque à laquelle, pour un rétrécissement donné, l'accommodation peut se faire.

Degré d'angustie.	Epoque de l'accouchement.	Diamètre bi-pariétal.
6 cent. et demi.	7 mois.	6 cent. 5
7 cent.	7 mois et demi.	7 cent. »
8 cent.	8 mois.	8 cent. »
8 cent. et demi. . . .	8 mois et demi.	8 cent. 5

Ces données ne sont pas absolues, et diverses circonstances peuvent les modifier. On sait par exemple que, dans les grossesses gémellaires, les fœtus sont plus petits. En outre, la réductibilité des os du crâne n'est pas la même

---

(1) Thèse de concours, 1857.

chez tous les enfants, pas plus que le degré d'énergie des contractions utérines. Enfin, malgré toutes les précautions, le praticien est exposé à se tromper de quinze jours sur l'âge de l'enfant.

Il y a donc là une inconnue du problème, toujours difficile à résoudre, et l'accoucheur ne peut avoir la certitude mathématique qu'au moment où il provoque l'accouchement, les diamètres de la tête du fœtus soient en proportion exacte avec les dimensions du bassin. Toutefois, les probabilités fournies par la science sont suffisantes pour permettre de prendre un parti.

L'accommodation dans la cavité pelvienne se fait comme dans l'accouchement normal, quand le rapport de probabilité que l'on a établi se trouve justifié. Dans les cas où le fœtus est trop gros, on applique le forceps afin d'augmenter la puissance et de forcer un peu l'accommodation. Dans les cas où il est trop petit, l'accommodation n'étant pas nécessaire, on ne l'observe pas.

Nous voici arrivé à la fin de ce travail que nous aurions voulu développer davantage, car cette étude est féconde. Terminons-le en appliquant à l'accommodation les paroles de Velpeau sur l'obstétrique :

« Ses principes les plus essentiels étant puisés dans les lois de la mécanique, ou fondés sur ce que l'anatomie possède de plus exact, l'ont affranchie de bonne heure du système hypothétique et lui donnent un degré de précision qui la rapprochent souvent de la certitude des sciences mathématiques. »

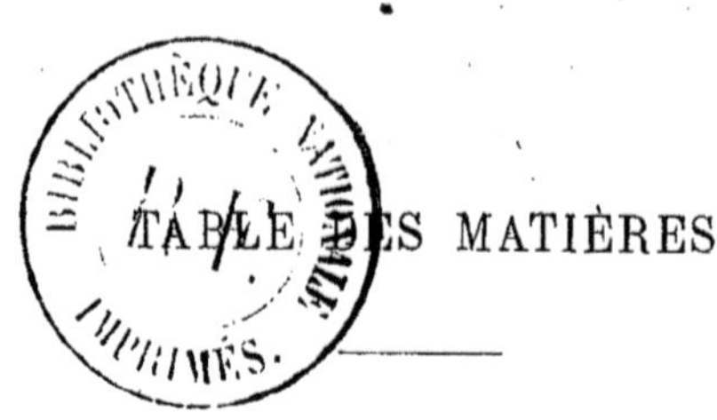

TABLE DES MATIÈRES